骨盆前倾自救！

28天有效改善
腰痛、小腹凸出与假胯宽

席蕊 编著

人民邮电出版社
北　京

图书在版编目（CIP）数据

骨盆前倾自救！：28天有效改善腰痛、小腹凸出与假胯宽 / 席蕊编著. -- 北京：人民邮电出版社，2025.
ISBN 978-7-115-65300-0

Ⅰ. R681.605

中国国家版本馆 CIP 数据核字第 2024NL6340 号

内 容 提 要

　　本书是指导读者改善骨盆前倾的实用手册。本书首先介绍了良好姿势的基础知识，包括正确的坐姿、站姿和躺姿，以及关节对位、对线，年龄、呼吸和筋膜对姿势的影响；接着详细解释了骨盆前倾的自测方法和它可能引起的健康问题；然后探讨了导致骨盆前倾的多种原因，以及如何预防骨盆前倾等；最后提供了一套为期 28 天的纠正骨盆前倾的锻炼计划。此外，本书还介绍了日常保持骨盆中正位置的方法和练习，帮助读者逐步改善骨盆前倾姿势，提升整体健康和生活质量。

- ◆ 编　　著　席　蕊
　　责任编辑　刘日红
　　责任印制　彭志环
- ◆ 人民邮电出版社出版发行　　北京市丰台区成寿寺路 11 号
　　邮编　100164　　电子邮件　315@ptpress.com.cn
　　网址　https://www.ptpress.com.cn
　　北京天宇星印刷厂印刷
- ◆ 开本：880×1230　1/32
　　印张：3.5　　　　　　　　　　2025 年 5 月第 1 版
　　字数：88 千字　　　　　　　　2025 年 11 月北京第 3 次印刷

定价：29.80 元

读者服务热线：(010)81055296　印装质量热线：(010)81055316
反盗版热线：(010)81055315

视频观看说明

本书提供了动作的在线演示视频，你可以按照以下步骤，获取并观看。

1. 点击微信聊天界面右上角的"+"，弹出功能菜单（图1）。
2. 点击"扫一扫"，扫描下方二维码。

3. 添加企业微信为好友后：
   ● 若首次添加企业微信（图2），添加后即可获取本书在线视频；
   ● 若非首次添加企业微信，需进入聊天界面并回复关键词"65300"。
4. 点击弹出的视频链接，即可直接观看视频。

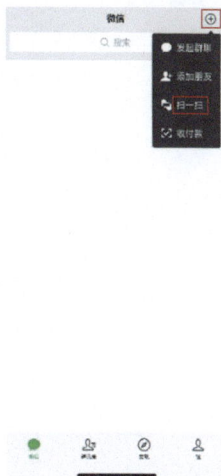

图1

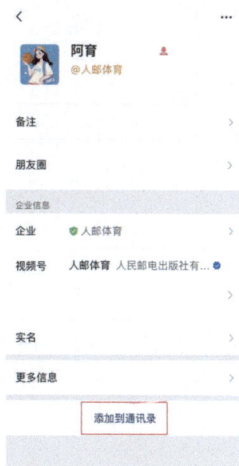

图2

目录

导论：关于身体姿势，你必须了解的那些事

第1章 什么是骨盆前倾

第 2 章 骨盆前倾是怎么发生的

第 3 章 锻炼改善姿势：28 天帮你纠正骨盆前倾

第 4 章 日常骨盆保养练习

导论：关于身体姿势，你必须了解的那些事

什么是良好的姿势

在解释什么是良好姿势之前，我们来确定一下姿势的概念。其实姿势包含了两方面的内容，即体位和姿态。体位指的是我们的身体与重心的相对位置，例如站位、坐位和卧位。姿态是指身体各个部位所处的位置。

良好的姿势是指在任何体位下，身体各个部位、关节的受力相对平均，避免某些部位承受过度的压力。简单来说，良好的姿势就是最省力的姿势，专业人士也用"中立位"来形容这种姿势。例如，脊柱的中立位就是任何体位（站立位、仰卧位等）下脊柱都能保持正常的生理曲度（从正面看呈一条直线，从侧面看呈S形）。

经常处于不良姿势会让一些肌肉和筋膜变得紧绷和僵硬，还会让另外一些肌肉和筋膜变得无力和松弛。长此以往，不良姿势会削弱身体对抗外界压力的能力，使韧带和关节产生更多的撕裂和磨损。现在，让我们先来了解一下生活中的良好姿势。

我该如何坐

1 调整椅子靠背，使中、下背部得到支撑，放松肩膀，脊柱保持正常生理曲线。

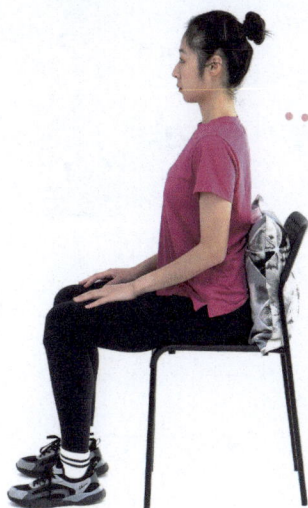

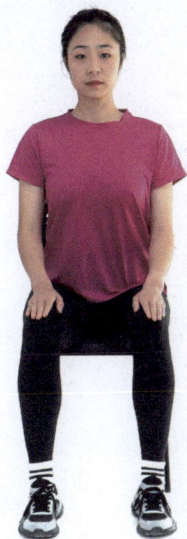

2 不要弯腰驼背；膝盖后方和座位之间保持一小段距离；双侧大腿放平，不要跷二郎腿。

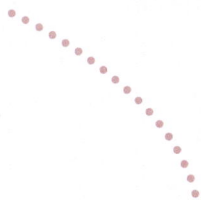

3 如面前有桌子，可将前臂置于桌上，椅子高度应保证脚可以自然平放在地面上。

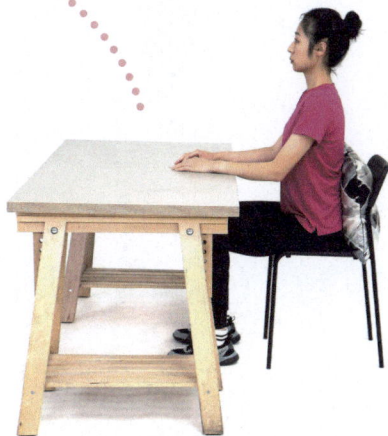

错误的坐姿可能导致不良的健康问题，如背痛、肩颈不适和头痛等。以下是几种常见的错误坐姿。

☐ 跷腿前倾

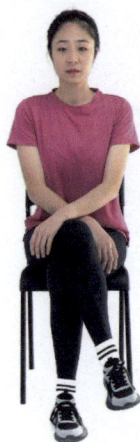

☐ 过度前倾

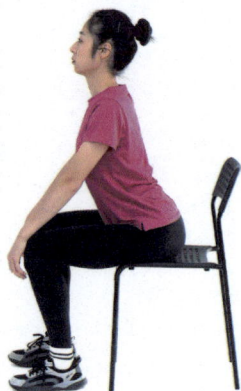

☐ 跷二郎腿

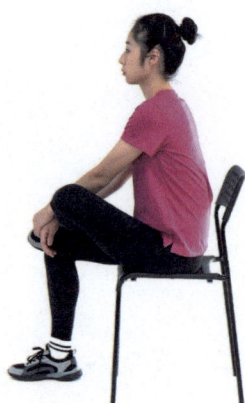

☐ 圆肩、驼背、头前伸

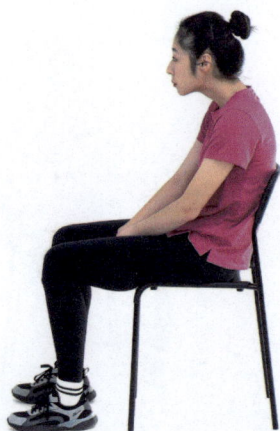

☐ 脊柱侧倾

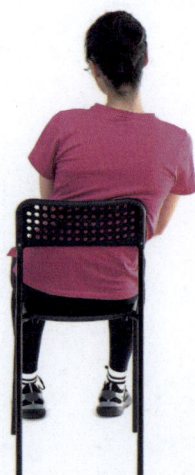

我该如何站

身体大部分重心放在脚掌上；双脚分开，保持膝关节微微弯曲；手臂自然地垂于身体两侧。

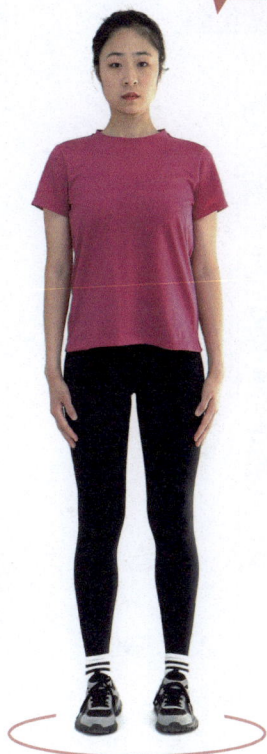

耳垂

肩峰

股骨大转子

膝关节前部

外踝前 2～3 厘米

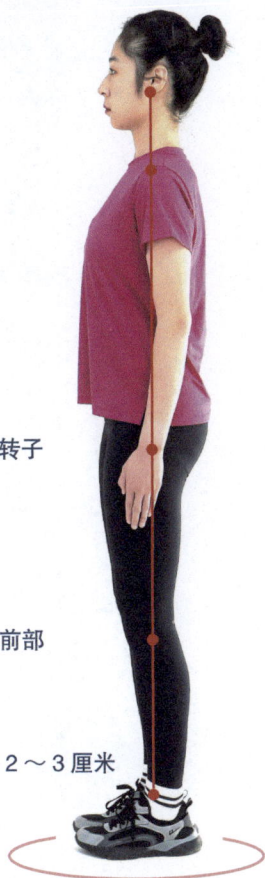

从侧面看，耳垂、肩峰、股骨大转子、膝关节前部、外踝前2～3厘米这5个标志点在一条直线上，并与地面垂直。

错误的站姿可能导致身体不适、疼痛，甚至长期的健康问题。以下是一些常见的错误站姿。

☐ **骨盆歪斜**　　　☐ **骨盆前倾**　　　☐ **骨盆后倾**

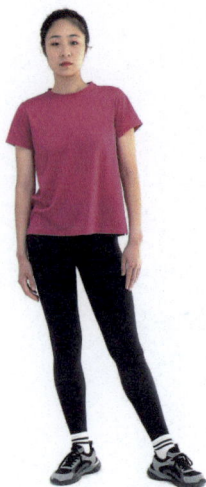 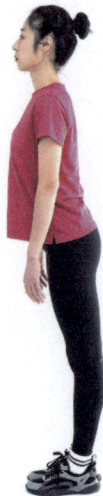 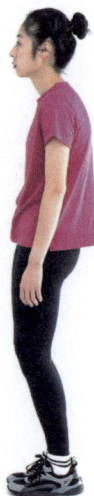

　　　　☐ **交叉站立**　　　　　☐ **单侧支撑**

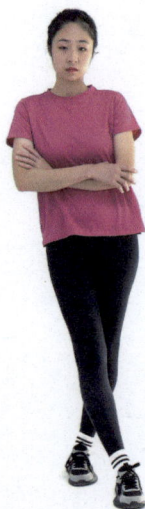 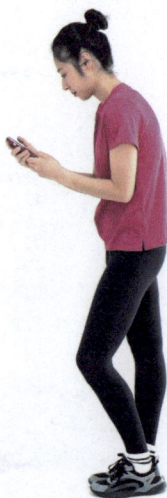

我该如何躺

　　右侧卧睡和仰卧睡适合大多数身体健康的人。

　　在右侧卧睡时，一定注意枕头的高度应与肩同高，并且要使头部处于中立位，不能歪斜，这样我们的肩颈部肌肉才能得到充分的放松。同时，可以在两膝之间夹一个枕头，这样可以保持我们的骨盆处于相对中正位置，防止因为熟睡而出现交叉腿，从而避免过度扭曲。此外，可以在胸前抱一个枕头，对左臂形成支撑，使左侧肩部处于放松、舒适的位置。

支撑左臂

侧卧姿势

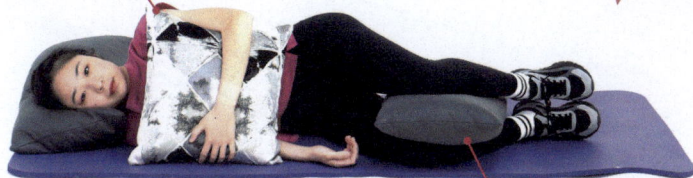

防止交叉腿

　　在仰卧睡时，枕头高度也要与肩同高，使我们的颈部处在正常前凸的位置。此外，可以在腰部、膝部各垫一个垫子，对这些部位的肌肉形成有效支撑，使其充分放松。

仰卧姿势

枕头高度与肩同高

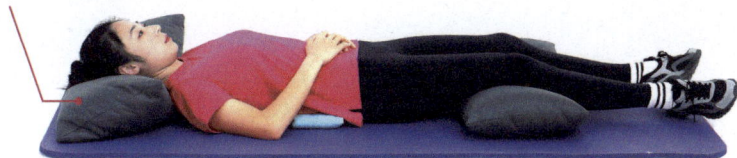

关节对位、对线与身体姿势

　　关节对位、对线使构成关节的骨骼受力均匀，避免骨骼的某个点或某个位置集中受力；同时可以使关节周围的肌肉协调工作，便于力量传递，避免关节软骨磨损，从而使身体活动更高效且能够预防损伤。这就好比火车在轨道上行驶，如果火车轮可以和轨道良好贴合，火车就能平稳且高效地前进；反之，如果火车轮和轨道贴合不佳，车轮和轨道的磨损就会增加，并且车轮还有出轨的风险。

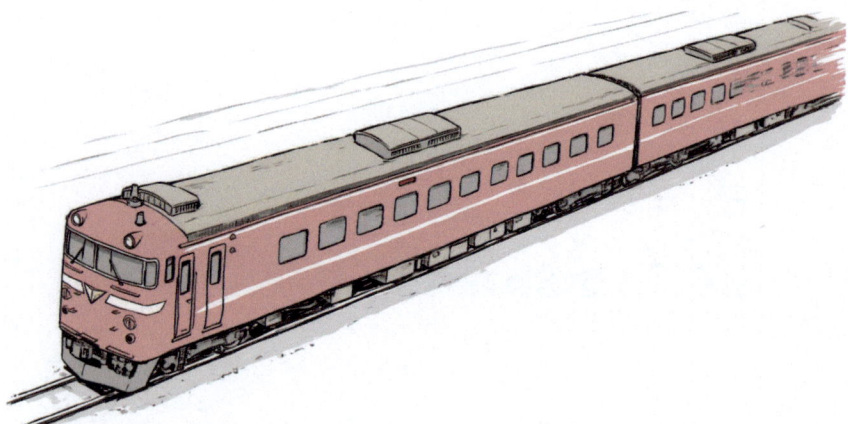

　　同样，当关节对位、对线不良时，骨和软骨的磨损就会增加，并且还会使身体的软组织（肌肉、筋膜和韧带）失去原有的弹性和长度，不能发挥正常的功能。随着时间的推移，身体的软组织还会反向影响关节的位置，从而形成恶性循环。因此，关节对位、对线是保持良好姿势的基础。

年龄增长与身体姿势

　　成年以后，随着年龄的增长，人体支撑姿势的骨头和肌肉开始变得衰弱。当骨量减少时，就容易发生骨折，这种状态被称为骨质疏松症。女性45～55岁会停经，随着雌激素减少，骨量也跟着降低，身体容易患骨质疏松症；男性50岁以后，骨量开始减少。骨质疏松症会导致椎间盘变形，进而发展成驼背的姿势。

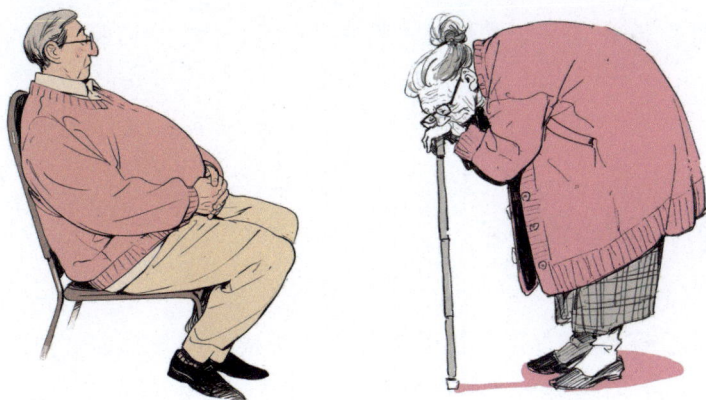

　　支撑姿势的肌肉如果得不到足够的锻炼，就会从30岁左右开始，肌肉含量每年持续减少0.5%～1%。如大家常说的，老化是从腰腿开始，肌肉特别容易减少的部位就是下肢。大腿和小腿肌肉必须支撑体重，因此和上肢比起来，下肢肌肉的体积相对较大且力量也大，但是如果没有足够的负荷刺激，肌肉就容易衰弱。一旦下肢肌肉衰弱，就很难支撑体重，导致身体不易取得平衡，髋关节和膝关节就会弯曲，使重心下降，出现弯腰驼背的姿势，这也是年老者容易出现的姿势。大腿的肌肉衰弱后，膝关节受到的冲击力就会变大，导致软骨磨损，这会造成膝关节疼痛，并发展成退化性膝关节炎。

呼吸与身体姿势

　　成年人一分钟呼吸12～18次，以每分钟呼吸18次来计算，一天呼吸25,000次以上。这25,000次的呼吸吸入了人体所有细胞和组织所需的氧气，并排出了废气——二氧化碳。呼吸是生命活动的基础。

　　然而，当身体姿势不正确时，呼吸就会变浅，无法运送身体所需的氧气，细胞的活动就会因此减少，甚至无法顺利地将二氧化碳排出体外。姿势和呼吸之所以有关系，是因为维持姿势的肌肉也参与呼吸。因此，当支撑身体的肌肉变得衰弱后，除了无法再维持正确的姿势，还会对呼吸造成不良影响。

筋膜与姿势

　　筋膜存在于全身，包裹着肌肉、肌腱和内脏器官，并将它们连接在一起。筋膜对于我们而言并不陌生，大家留意下买回来的鲜肉，其表面分散着透明白色薄膜或丝状物，吃起来不容易咬断，这就是筋膜。筋膜负责保护肌肉，连接肌肉、肌腱、骨骼等系统，当我们长期处于骨盆前倾不良姿势时，会让原本灵活、有弹性且可以拉伸的筋膜固定在一个位置，久而久之，筋膜失去原来的柔韧性，慢慢老化。当筋膜发生形变时，会产生异常的牵拉力（即出现粘连），从而加剧姿势失衡，使情况恶化。由于这种失衡需要很长时间才会产生，所以人们通常很晚才会注意到，那时悔之晚矣！

第 **1** 章

什么是骨盆前倾

1.1

正常的骨盆位置是什么样的

正常的骨盆位置向前倾斜一定的角度，这个角度称为骨盆前倾角，即髂前上棘（ASIS）和髂后上棘（PSIS）之间的连线与水平线之间的夹角，通常在7°～15°。当骨盆前倾角超过15°时，就被视为骨盆前倾过度，我们习惯简称为"骨盆前倾"，是最常见的体态问题之一。

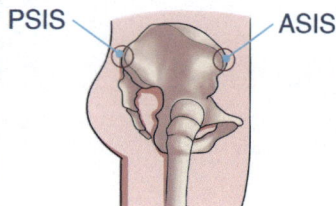

☐ 骨盆前倾　　　☐ 骨盆后倾　　　☐ 正常骨盆

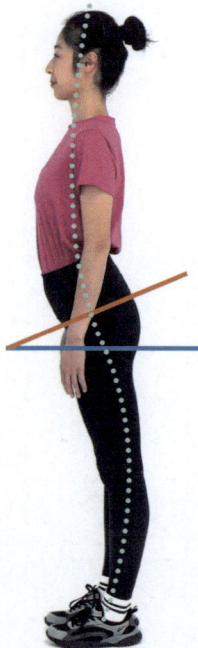 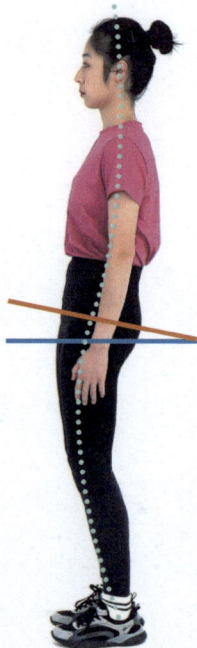 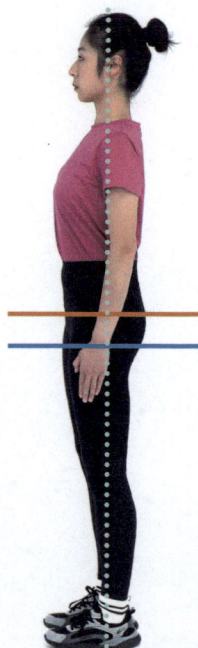

1.2

如何自测骨盆前倾

骨盆前倾自测方法

找一个平整的墙面，自然站立，脚跟、臀部和头自然贴于墙面，用手测量腰部与墙面的距离。

☐ **正常位置**　　　　　☐ **骨盆前倾**

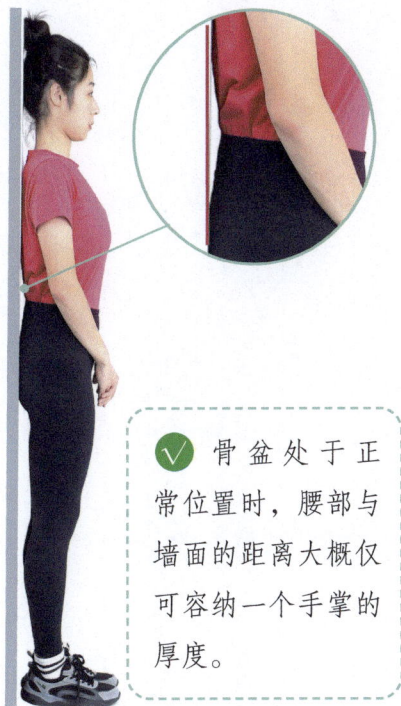
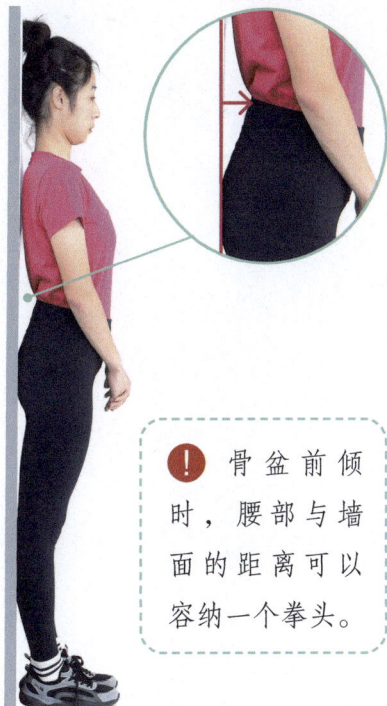

✓ 骨盆处于正常位置时，腰部与墙面的距离大概仅可容纳一个手掌的厚度。

❗ 骨盆前倾时，腰部与墙面的距离可以容纳一个拳头。

1.3

骨盆前倾的危害

慢性疼痛

骨盆前倾会导致腰椎向前凸的幅度增大，腰椎后侧小关节受到异常压力，从而引起腰部不适和疼痛。此外，随着腰椎向前凸的幅度增大，胸椎向后凸的幅度也会逐渐增加，就会逐渐出现驼背，继而引发头前伸，导致颈肩痛和背部疼痛。

☐ **肩颈痛**　　　　　　　　　☐ **腰痛**

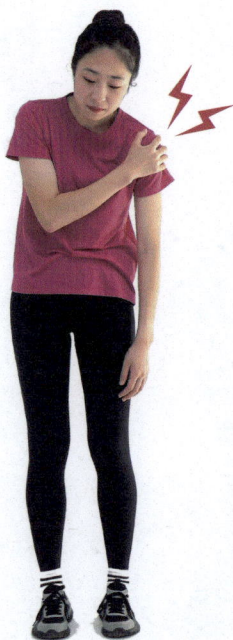 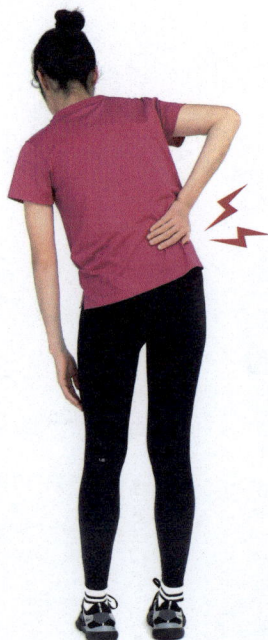

体态异常

身体是一个整体，因此骨盆前倾会导致圆肩驼背、下腹凸出、假胯宽等其他体态问题，并进一步对身体健康造成不良影响。

☐ 圆肩驼背

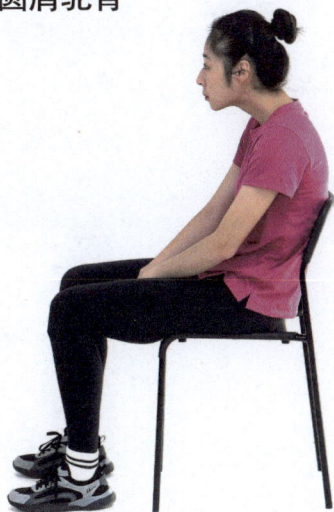

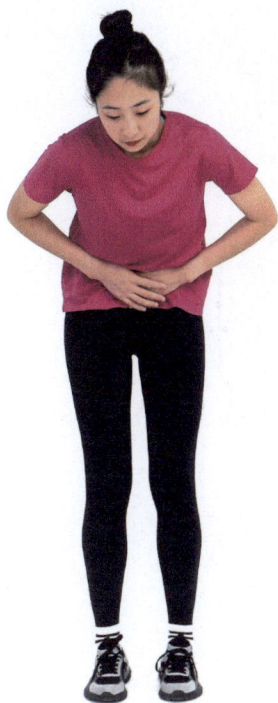

便秘和痛经

骨盆具有支撑和保护内脏的重要功能。当骨盆位置异常时，可能导致骨盆内脏器的供血和神经信号传导功能失调，从而出现功能异常，导致便秘、痛经等常见健康问题。因此，痛经可能是由骨盆前倾体态引起的，一味保暖和避免剧烈运动并不能彻底改善痛经。

易造成大腿后侧肌肉拉伤

由于大腿后侧肌肉连接在骨盆上，骨盆前倾会使这些肌肉被动拉长，从而在跑步等运动中容易引起大腿后侧肌肉拉伤。

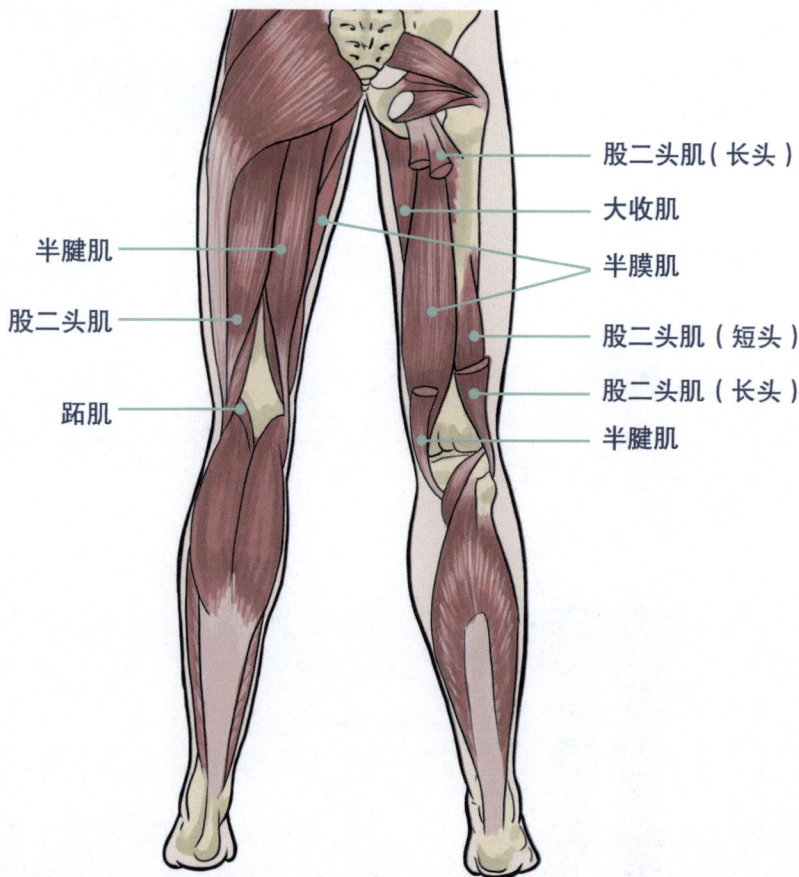

股二头肌（长头）

大收肌

半腱肌

半膜肌

股二头肌（短头）

股二头肌（长头）

半腱肌

半腱肌

股二头肌

跖肌

第 **2** 章

骨盆前倾是怎么发生的

2.1

导致骨盆前倾的原因有哪些

久坐或不良姿势

长时间地坐着，坐姿、站姿或走姿不正确，穿高跟鞋等均会引起身体整体姿势异常，这些异常又会导致骨盆周围肌肉的功能失衡。当位于髋关节前方的髋屈肌紧张短缩时，会拉着骨盆向前倾斜；当收缩时有助于骨盆后倾的臀肌（位于髋关节后侧）变得虚弱无力时，骨盆后倾变得较为困难，进而导致骨盆前倾。

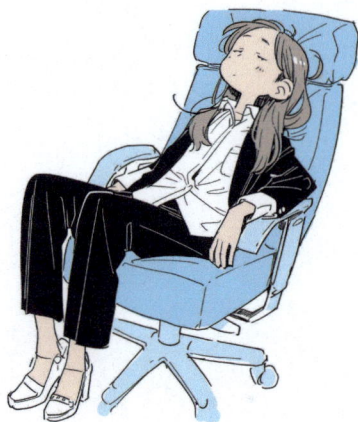

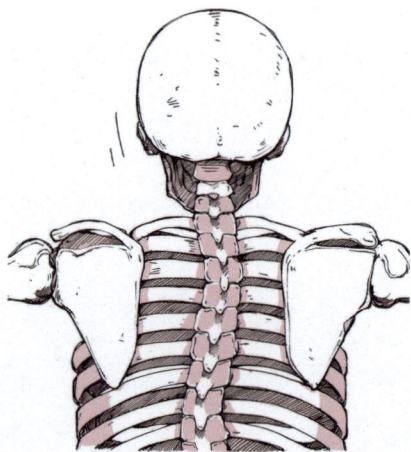

骨骼畸形

脊柱侧弯等疾病导致身体在生长发育过程中无法完全保持正常位置，从而引起骨盆前倾。

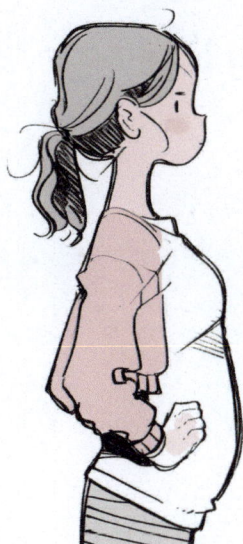

遗传因素

一些骨盆前倾是由家庭遗传因素引起的。

> 遗传是生物体将遗传信息传递给后代，使后代表现出相似的遗传特征的过程。

肥胖或怀孕

当人的体重过大时，不论是走路还是坐着，身体的重心和姿势均会发生一定改变，可能导致骨盆前倾。此外，女性在怀孕时，增大的子宫会不断外推腹部肌肉，其中腹直肌会从腹部中间向左右两侧分离，从而使腹部肌肉松弛，力量变弱，引发骨盆前倾。另外，怀孕后期由于胎儿进一步变大，会使身体重心前移，也容易引起骨盆前倾。

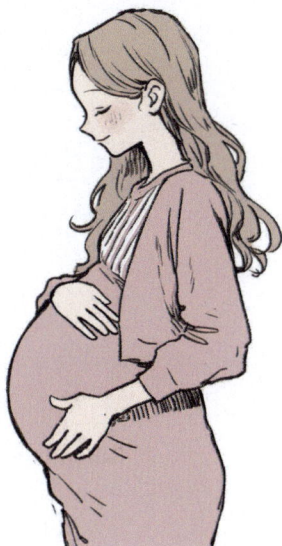

2.2

一般需要锻炼多久才可以改变骨盆前倾

不良姿势习惯导致的骨盆前倾，通过4周的纠正性锻炼，就能得到明显改善。

☐ **力量强化**　　　　　　☐ **医疗介入**

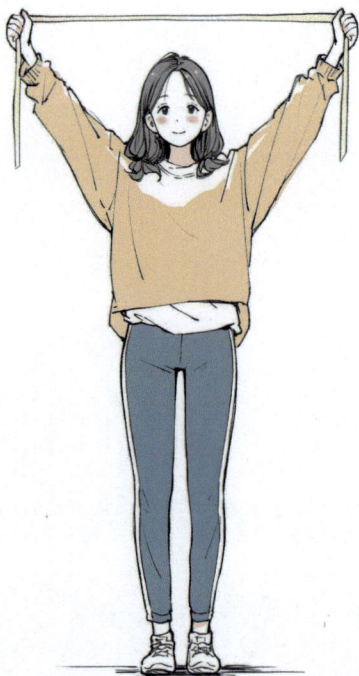

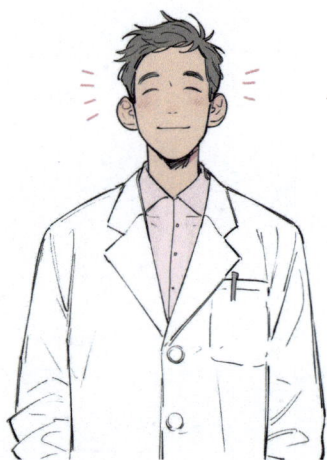

❗ 遗传因素或骨骼畸形导致的骨盆前倾，则需要医疗介入。

2.3

什么时候应该去看医生或康复师

当腰背部出现明显的疼痛，并且持续1周以上都没有缓解甚至加重，或者疼痛直接影响正常生活和工作，这时你应主动寻求专业人士（医生或康复师等）的帮助。

☐ **腰痛**　　　　　　　　　☐ **背痛**

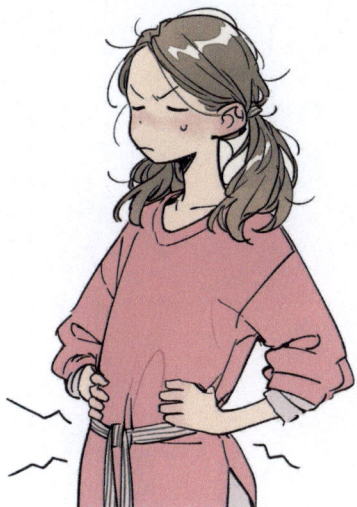 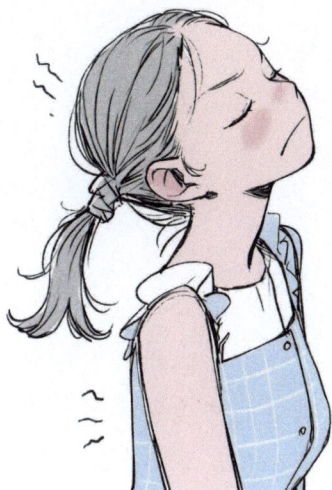

💡 康复师可以帮你分析和判断腰背部疼痛的根源，并且根据你的个人情况设计具有针对性的纠正性锻炼方案。

2.4

如何预防骨盆前倾

骨盆前倾大多是由日常生活中长期保持不正确姿势造成的。随着每天不知不觉地累积，问题逐渐加重。因此除了通过纠正性锻炼来改善骨盆前倾，也要养成良好的习惯，让骨盆保持端正。

站立时，避免把重心放在单脚上

站立时，如果重心偏向一侧，骨盆就必须在倾斜的状态下支撑体重，最后就会引起骨盆歪斜。

💡 保持身体处于正确的支撑姿势并确保两侧力量均衡，不仅有助于维护身体的自然状态，而且还能预防因骨盆位置不当而引发的各种健康问题。

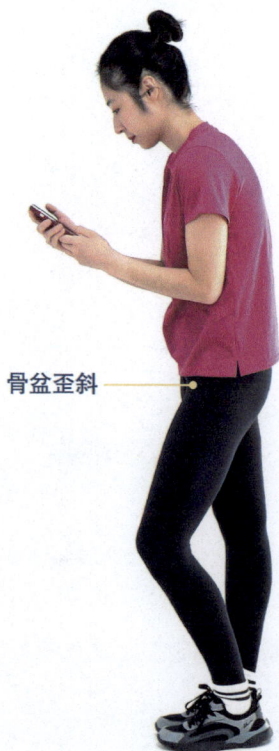

骨盆歪斜 ⟶

避免斜挎包

　　尽量不要斜挎包。如果必须背单肩包或提东西，记得两侧交替背或提，避免由此造成骨盆倾斜。

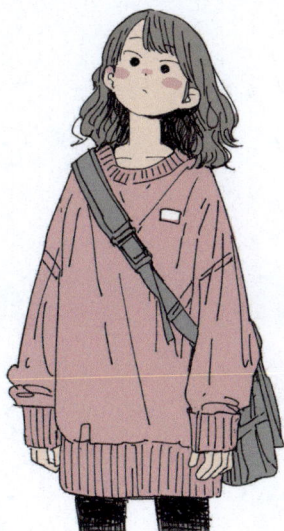

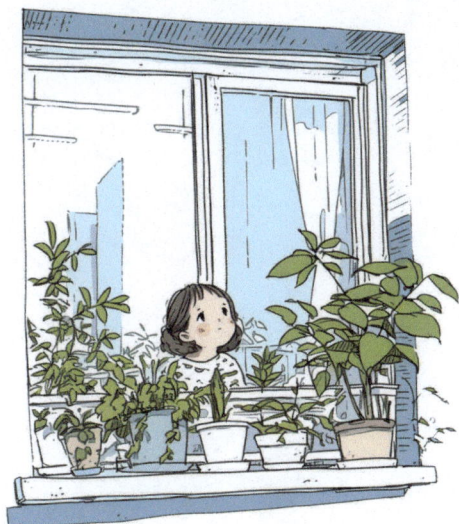

避免久坐

　　经常伏案工作的人可以设置休息闹钟，每40分钟起来活动一下。

　　💡 长时间坐姿会造成脊柱、肌肉、血管及循环系统等多个方面持续紧张，可能导致多种健康问题。

确保正确的走姿

　　骨盆及脊柱的中立位置对于身体保持良好运动功能至关重要。行走时，应轻轻夹臀（收紧臀部肌肉，将骨盆向后倾的方向拉）、沉肩、微收下颌。

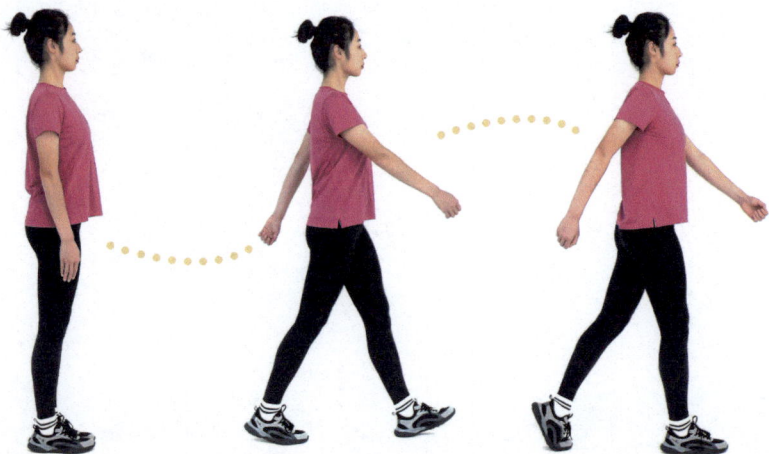

避免跷二郎腿

　　跷二郎腿的姿势会使骨盆两侧受力不均衡，并进一步使脊柱向左或向右弯曲，对腰部、背部和肩膀造成负担。长时间跷二郎腿，身体为了在这样的状态下保持肌肉间的平衡，就会产生慢性的歪斜问题。

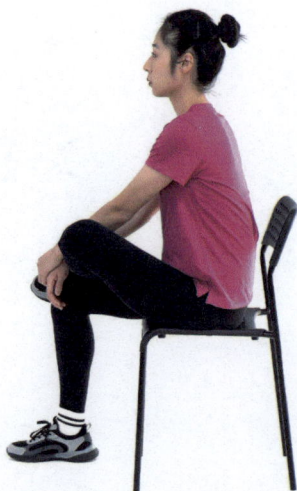

坐下时，避免背部弯曲

有很多人习惯只将臀部坐在椅子上，大腿几乎是悬空的，此时骨盆大多处于前倾或者后倾状态。长时间保持这个错误姿势，身体肌肉会产生记忆，并把这个错误姿势当成是正常的。因此，坐在椅子上时，尽量往后坐，确保背部可以伸直并靠在椅背上，使骨盆处于中立位置。当然，如果椅面较长，也可以将靠垫垫在背后，让背部得到有效的支撑。

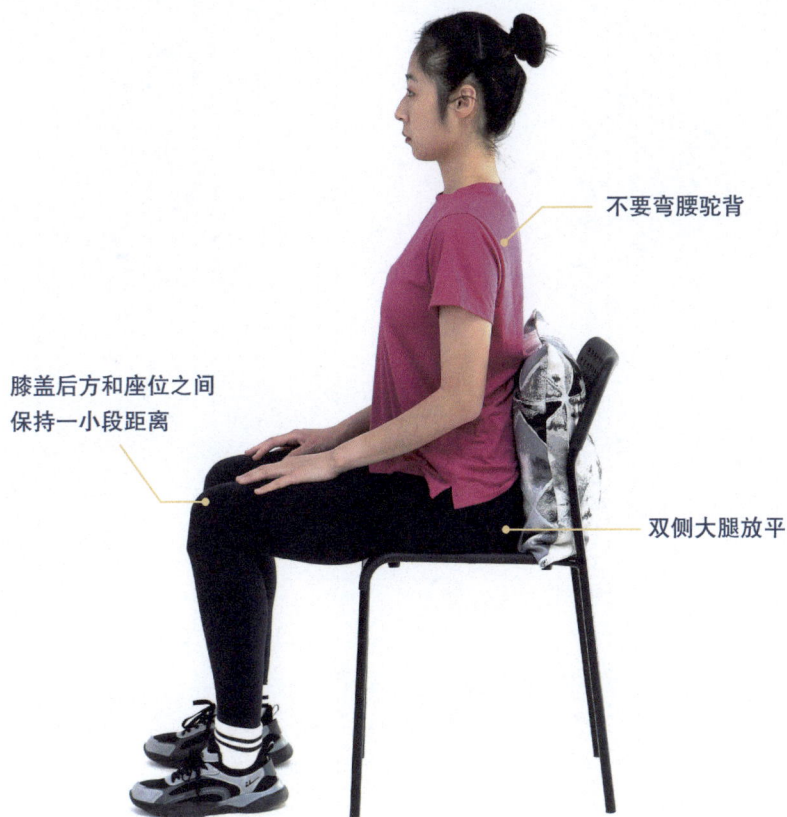

不要弯腰驼背

膝盖后方和座位之间
保持一小段距离

双侧大腿放平

避免长时间穿高跟鞋

穿高跟鞋不仅会导致脚痛，而且也会使腰部、大腿内侧的肌肉过度紧绷，进而造成骨盆前倾。若是身体习惯了这个状态，就会引起骨盆周围的肌肉功能失衡，最后出现骨盆前倾常态化，使骨盆难以回到正常位置。

☐ **穿高跟鞋**   ☐ **穿平底鞋**

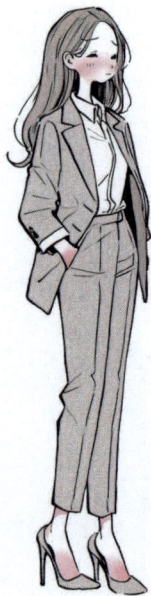 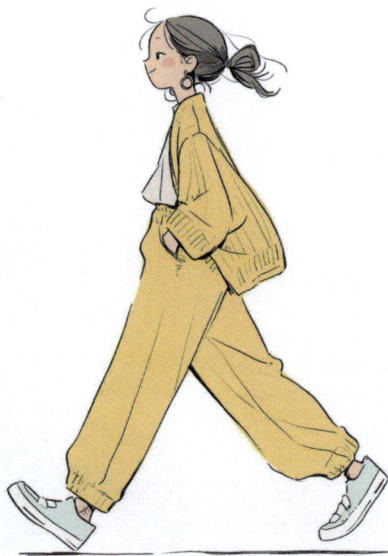

💡 大家可以在必要时穿高跟鞋，非必要时，穿着让身体更舒服、压力更小的平底鞋，尽量避免长时间穿高跟鞋。

定期进行体育锻炼

　　定期进行体育锻炼可以加强腹部肌肉和臀部肌肉的力量，放松位于髋关节前方的髋屈肌及腰背部肌肉。

☐ **臀桥（初阶）**

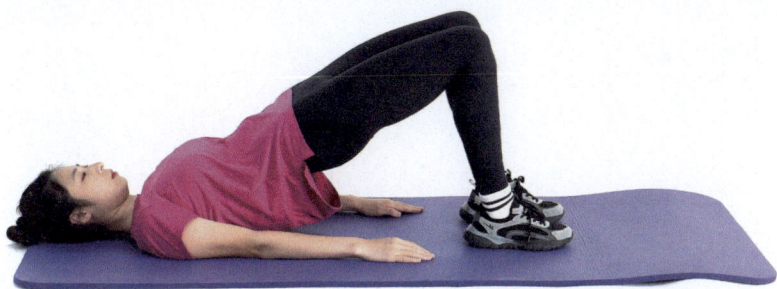

☐ **跑步**　　　　　　　　☐ **打羽毛球**

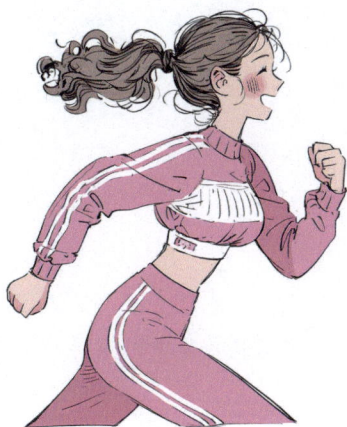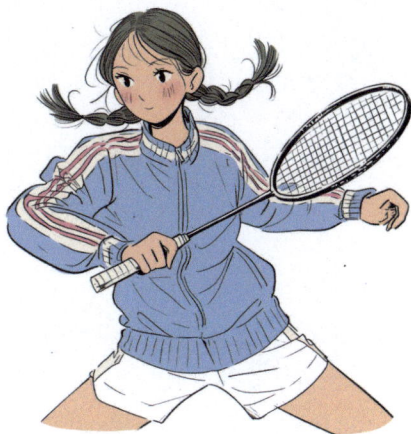

避免一直用同一只手打电话

使用手机通话时，头部容易朝手机侧偏，若是通话时间长，就会使脊柱长时间朝手机侧弯曲，并将脊柱承受的压力传递到骨盆。因此，使用手机通话时要经常换手拿电话，不要让压力集中在身体的一侧。

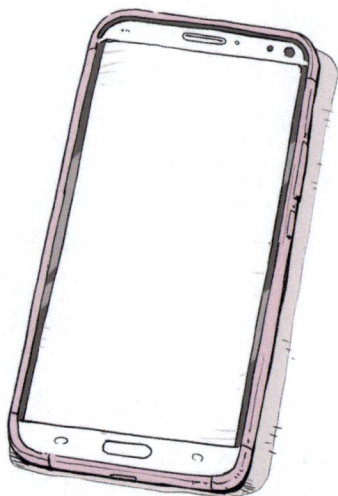

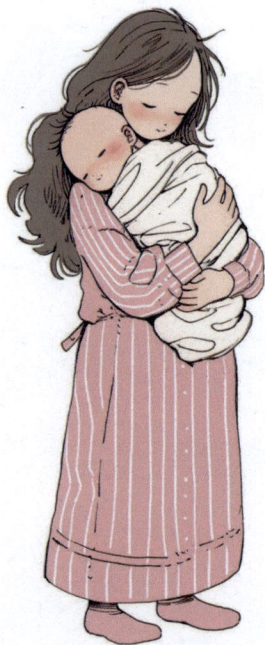

重视产后康复

前文已经描述了怀孕可能引起骨盆前倾的原因，以及骨盆前倾的危害。因此，产后妈妈们需要重视对腹部肌肉进行康复训练，具体开始的时间和方法需咨询专业康复人员。

第 **3** 章

锻炼改善姿势：
28 天帮你纠正
骨盆前倾

▶ 骨盆前倾的 28 天纠正性锻炼计划

　　本书提供了为期4周的纠正性锻炼计划，旨在帮你纠正与骨盆前倾相关的肌肉功能失衡问题，更希望帮你通过熟练掌握这些练习，提升身体健康水平。本书中提供的4周纠正性锻炼计划依照循序渐进的原则，从简单易做的练习入手，随着锻炼状态的提升逐步增加难度。本书对每个动作练习进行了清晰的讲解，同时针对实际操作中可能会遇到的问题做出提示（注意）。

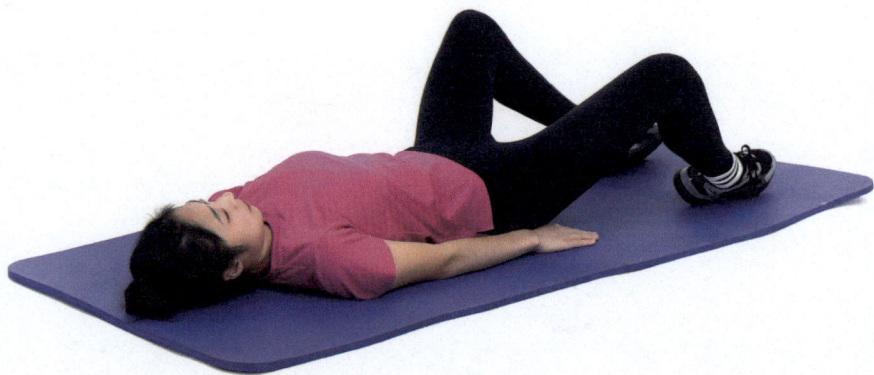

第1周练习内容

第1周的练习内容包括肌肉放松练习、骨盆活动感知练习、臀肌强化练习、腹肌强化练习和呼吸训练等,旨在帮你找到相关肌肉正确发力的感觉,并体会骨盆的位置和活动感觉,为后几周的练习做好准备。因此,尽管这周的练习强度较小,但却可以为后续练习打下基础。

*小贴士:如果你在进行某项练习时感到疼痛,应该立即停止这项练习;如果这周的练习完成后,你仍然不能很好地控制骨盆的活动,建议在第2周继续这些练习。

星期一

练习一:大腿前侧肌肉放松 (第25页)	练习二:髂腰肌放松 (第26页)	练习三:仰卧骨盆回正练习 (第28页)

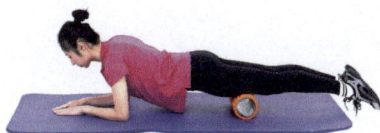

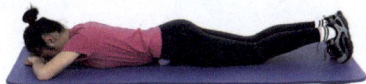

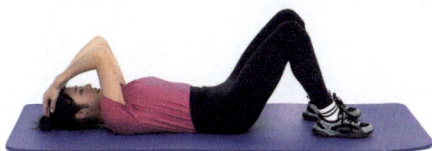

星期二

练习一：大腿前侧肌肉放松 （第 25 页）	练习二：髂腰肌放松 （第 26 页）
练习四：俯卧位骨盆后倾、前倾练习 （第 30 页）	练习七：腰部肌肉放松 （第 36 页）

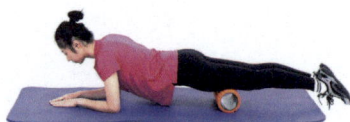

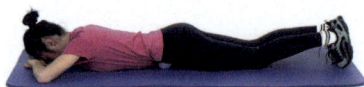

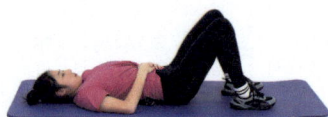

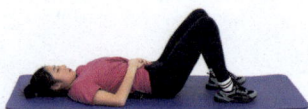

星期三

练习三：仰卧骨盆回正练习 （第 28 页）	练习五：臀桥（初阶） （第 32 页）	练习六：盆底肌激活 （第 34 页）

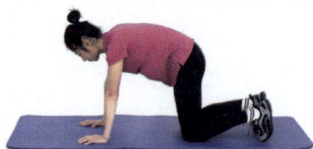

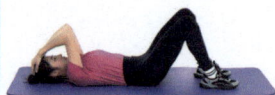

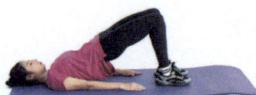

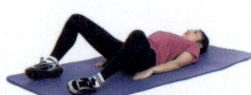

练习七：腰部肌肉放松 （第 36 页）	练习八：呼吸训练（仰卧位） （第 38 页）

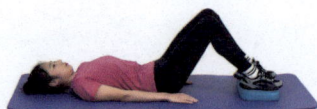

星期四

练习一：大腿前侧肌肉放松 （第 25 页）	练习二：髂腰肌放松 （第 26 页）	练习三：仰卧骨盆回正练习 （第 28 页）

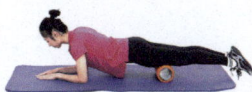

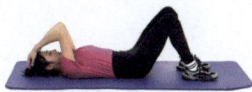

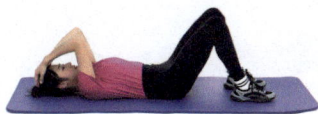

练习五：臀桥（初阶） （第 32 页）	练习八：呼吸训练（仰卧位） （第 38 页）

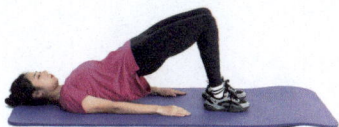

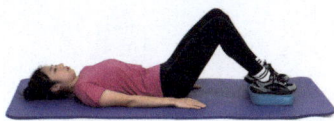

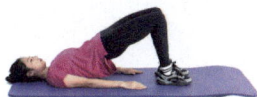

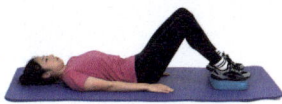

星期五

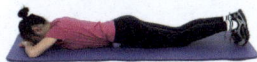

练习三：仰卧骨盆回正练习 （第 28 页）	练习四：俯卧位骨盆后倾、前倾练习 （第 30 页）

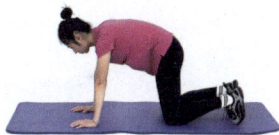

练习五：臀桥（初阶） （第 32 页）	练习六：盆底肌激活 （第 34 页）	练习八：呼吸训练（仰卧位） （第 38 页）

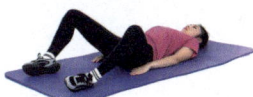

23

星期六

练习四：俯卧位骨盆后倾、前倾练习（第 30 页）	练习五：臀桥（初阶）（第 32 页）	练习六：盆底肌激活（第 34 页）

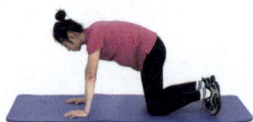

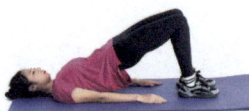

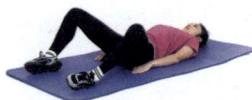

练习七：腰部肌肉放松（第 36 页）	练习八：呼吸训练（仰卧位）（第 38 页）

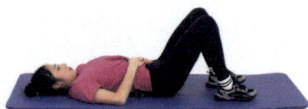

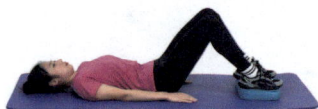

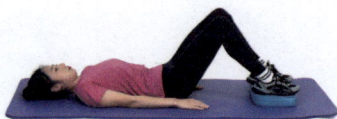

星期日

练习一：大腿前侧肌肉放松（第 25 页）	练习二：髂腰肌放松（第 26 页）

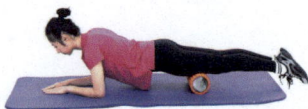

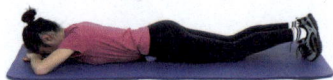

练习三：仰卧骨盆回正练习（第 28 页）	练习八：呼吸训练（仰卧位）（第 38 页）

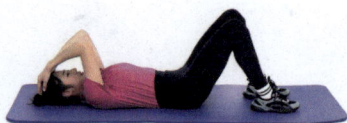

练习一：大腿前侧肌肉放松

■ **重复次数** 每次反复滚动1～2分钟，每天进行1～2次

前后滚压泡沫轴
⟵ ⟶

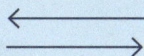

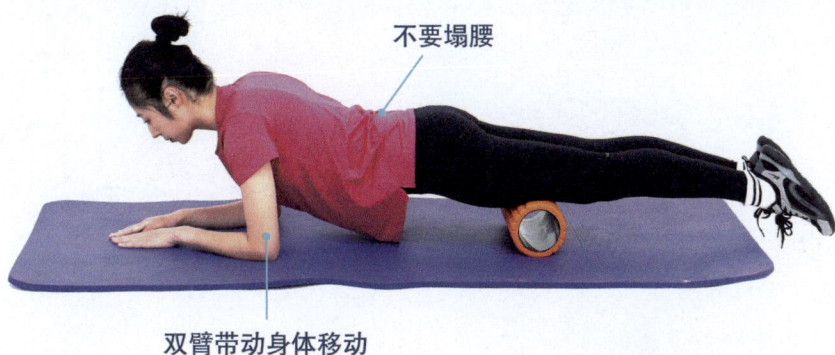

不要塌腰

双臂带动身体移动

俯卧在垫子上，双腿伸直并拢，将泡沫轴放在双侧大腿前侧下方，双臂屈肘支撑身体。借助手臂的力量，带动身体前后移动，使泡沫轴在髋关节和膝关节之间来回滚动，在有明显酸痛感的地方停留数秒。

注意

避免引起明显的疼痛感，初次使用可选择表面平滑的泡沫轴。

练习二：髂腰肌放松

■ **重复次数** 根据自身耐受情况而定，每侧髂腰肌可放松 1～2分钟，每天进行1～2次

位置示意

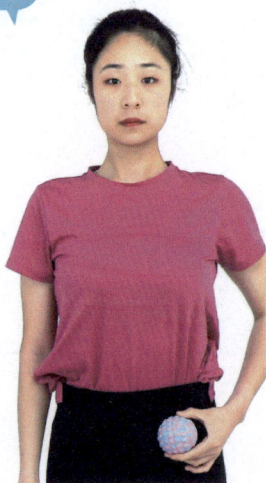

1 将筋膜球（或硬质小球）放在髋部前方。

上下或左右滚压筋膜球

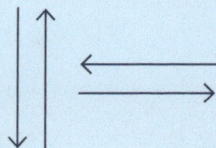

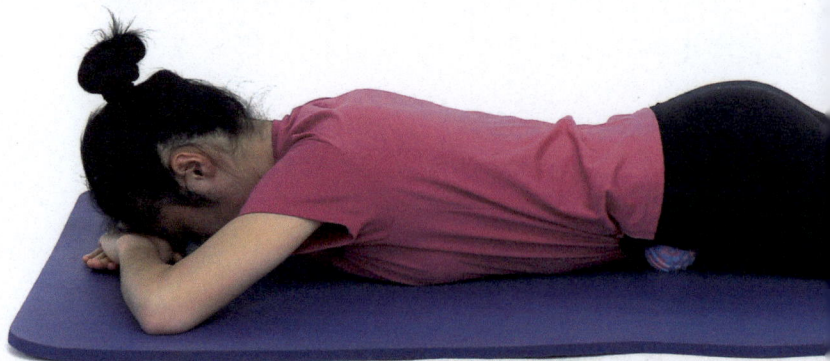

注意

避免引起明显疼痛，初次练习放松可控制在 1 分钟内。

2 俯卧在垫子上，将筋膜球放在髋部，双手叠放在额头下方。借助双脚的力量，带动身体小幅度地前后或左右移动，放松髂腰肌，在酸痛感明显的部位可停留数秒。

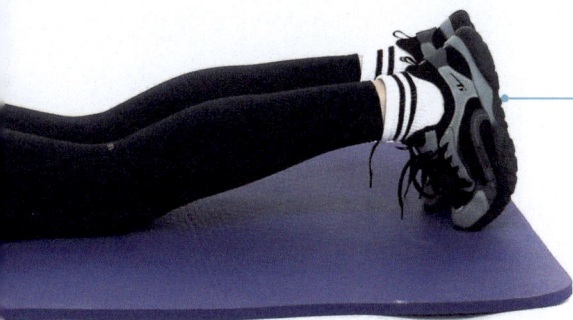

双脚带动身体移动

练习三：仰卧骨盆回正练习

■ **重复次数** 重复15～20次为一组，进行3～4组，组间可休息1分钟左右

腰部拱起时
骨盆前倾

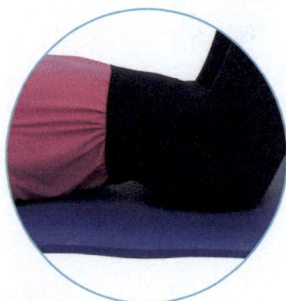

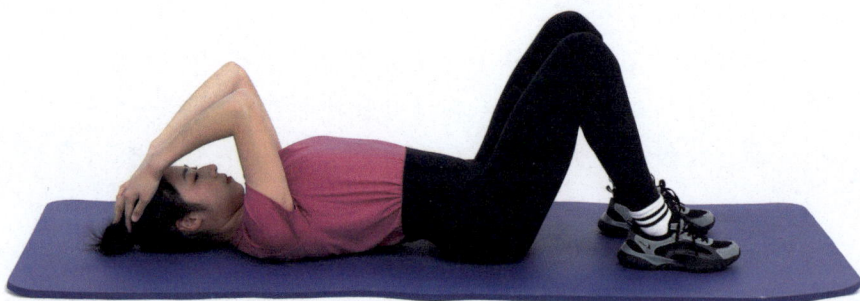

起始姿势

1 仰卧在垫子上，屈髋、屈膝并将双脚平放在垫子上，接着腰部向上拱起，双臂于身体两侧自然伸直（为方便展示动作，图中将双手置于头顶位置）。

注意

做动作时应注意缓慢而有控制，尽量感受骨盆后倾时肌肉发力的感觉。

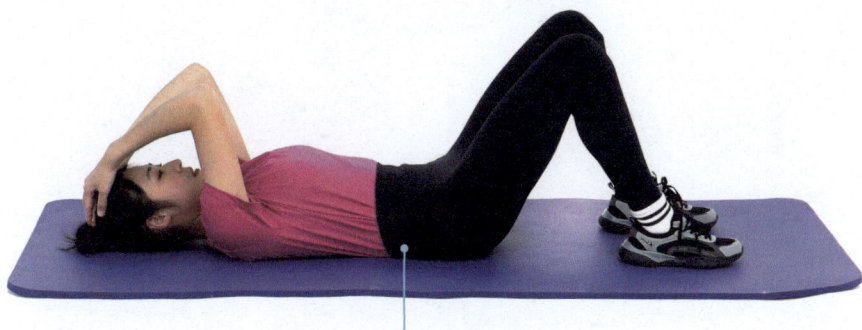

腰部下压，尽量贴垫面

2 腰部缓慢压向垫面，即让骨盆缓慢后倾，然后缓慢返回起始姿势，重复规定的次数。

练习四：俯卧位骨盆后倾、前倾练习

■ **重复次数** 骨盆交替后倾与前倾15～20次为一组，进行
3～4组，组间可休息1分钟左右

起始姿势

颈部伸直，目视垫面

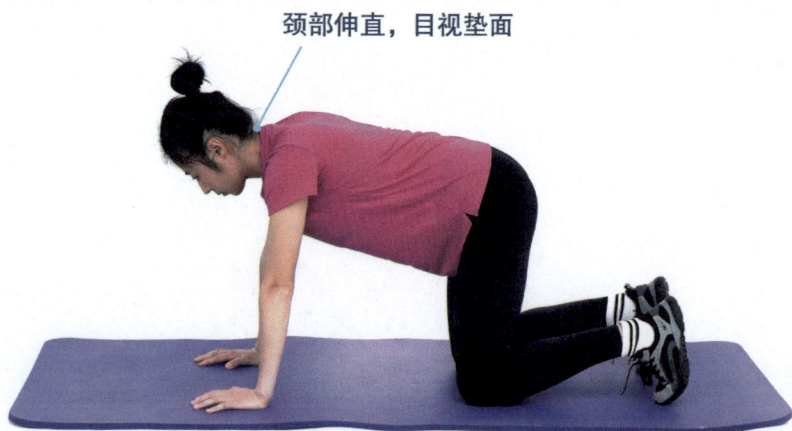

1 跪在垫子上，用双膝和双手支撑身体，其中双手位于肩
关节下方，双膝位于髋关节下方，背部保持平直。

注意

做动作时应注意缓慢而有控制，尽量感受骨盆后倾
和前倾时，肌肉发力的感觉。

上背部拱起

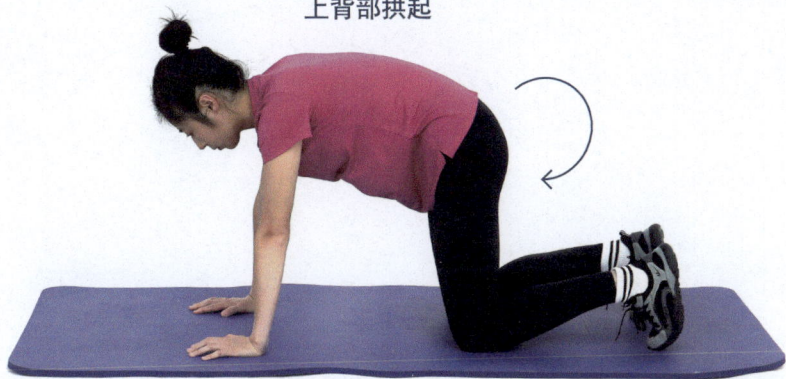

2　骨盆缓慢向后旋转，并同步带动腰部及上背部拱起，此时骨盆后倾。

上背部下凹

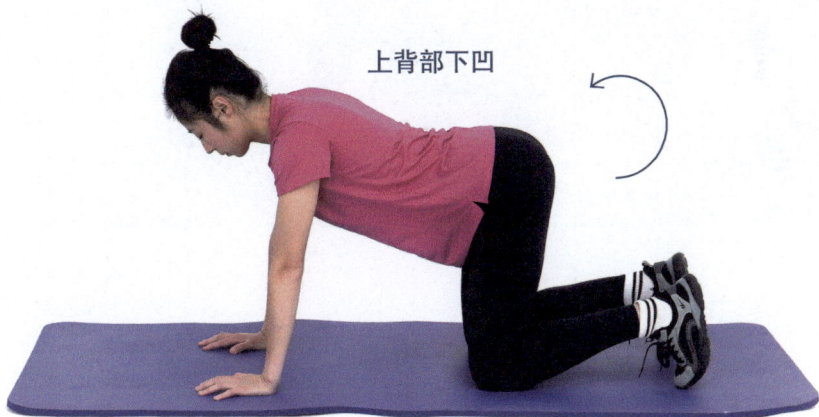

3　骨盆缓慢向前旋转，并同步带动腰部及上背部下凹，此时骨盆前倾；最后缓慢返回起始姿势，重复规定的次数。

练习五：臀桥（初阶）

■ **重复次数** 重复12~15次为一组，进行3~4组，组间可
休息1分钟左右

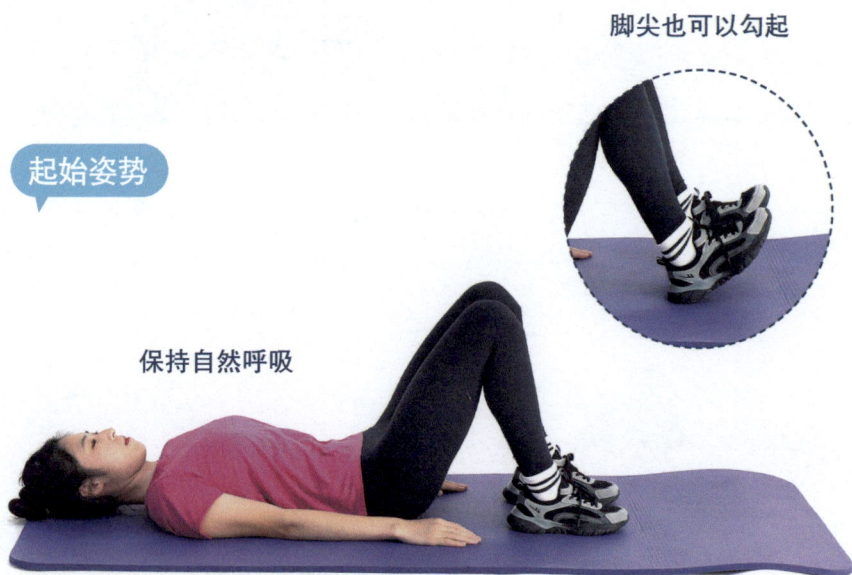

脚尖也可以勾起

起始姿势

保持自然呼吸

1 仰卧在垫子上，双臂分别放在身体两侧，屈髋、屈膝，
脚掌平放在垫子上，也可以勾起脚尖。

💡 用手指触摸时能感觉到臀部肌肉变硬，这就是臀部肌肉正在收紧。避免臀部过度向上抬高引起腰部不适，应抬至躯干与大腿呈一条直线即可。

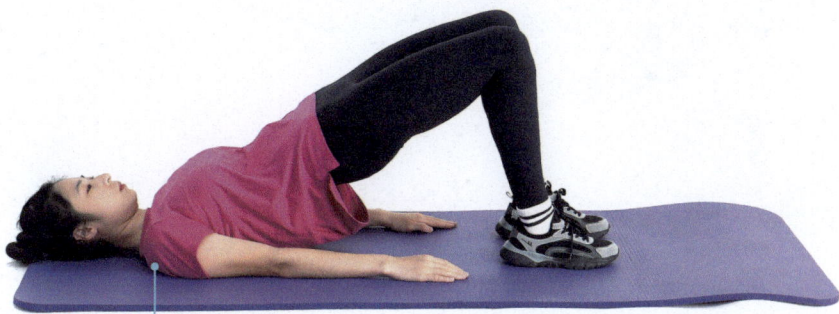

保持肩部紧贴垫面

2 臀部肌肉收紧，然后进一步发力使臀部向上抬起至躯干与大腿呈一条直线。保持这个姿势3～5秒，然后缓慢返回起始姿势，重复规定的次数。

练习六：盆底肌激活

■ **重复次数** 重复12～15次为一组，进行3～4组，组间可
休息1分钟左右

起始姿势

双脚分开较小距离

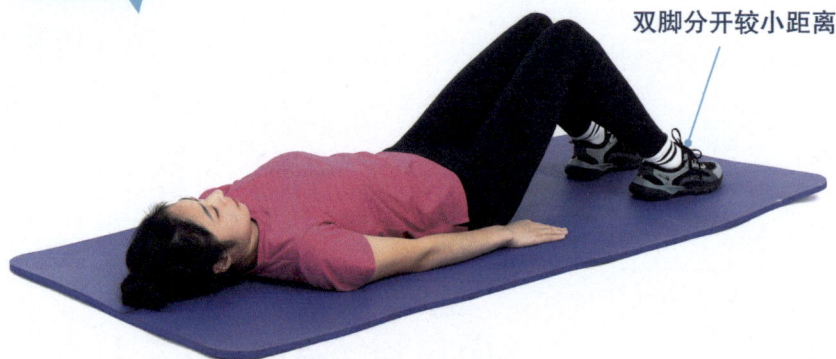

1 仰卧在垫子上，屈髋、屈膝且双膝并拢，双脚分开较小
距离且平放在垫子上，双臂于身体两侧自然伸直，轻轻
收缩腹部肌肉，使下背部平放在垫子上。

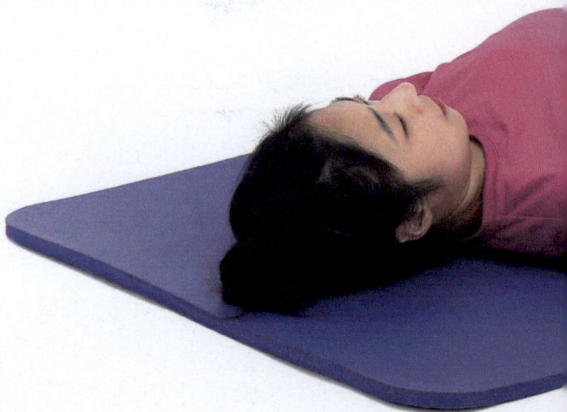

注意

做动作时应注意缓慢而有控制，尽量感受骨盆后倾时肌肉发力的感觉。

2 保持双脚外侧接触垫面，双膝缓慢、匀速向两侧打开，然后缓慢返回起始姿势，重复规定的次数。

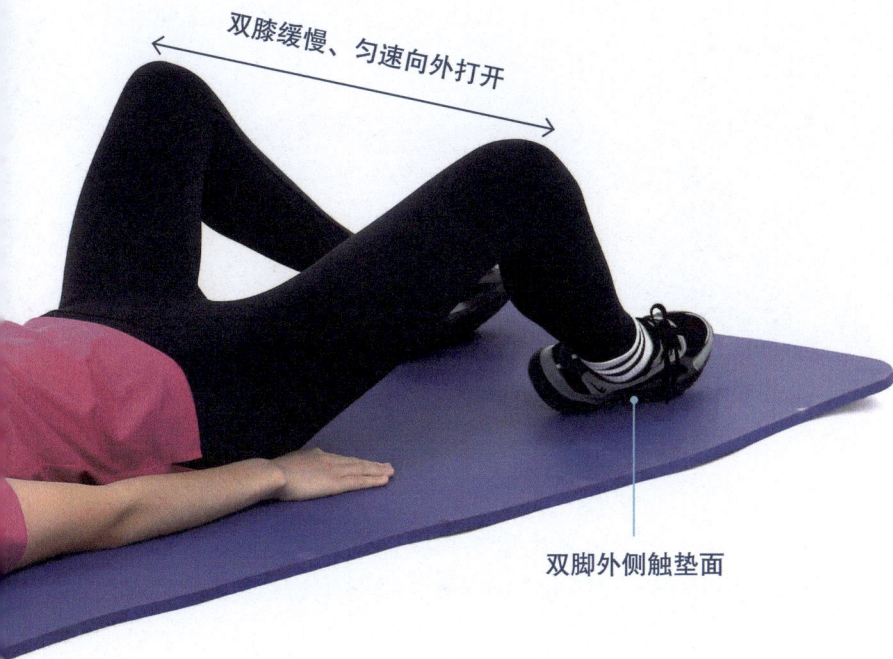

双膝缓慢、匀速向外打开

双脚外侧触垫面

练习七：腰部肌肉放松

■ **重复次数** 根据自身耐受情况而定，可放松 1～2 分钟

💡 将筋膜球放在腰部下方，注意避开脊柱。

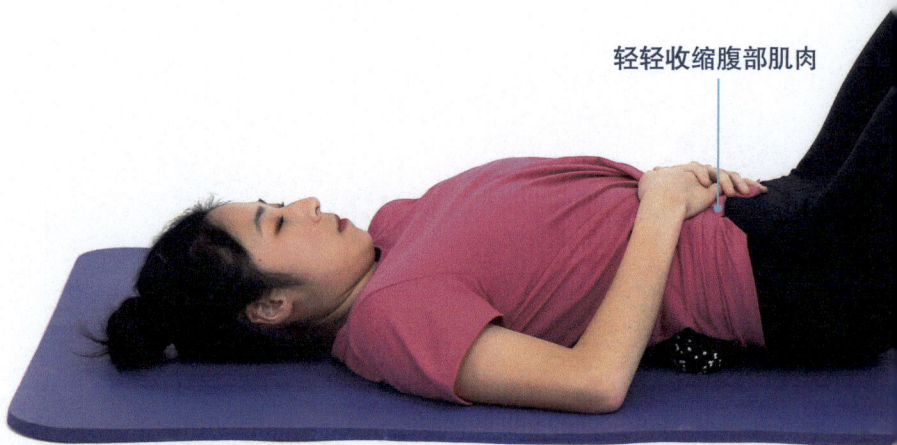

轻轻收缩腹部肌肉

1 仰卧在垫子上，将筋膜球放在腰部下方，接着屈髋、屈膝，双脚和双膝打开至与髋同宽，双手放在腹部，下背部平放在垫子上。

注意

避免引起明显疼痛，初次练习放松可控制在 1 分钟内。

上下或左右小幅度滚压筋膜球

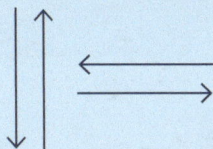

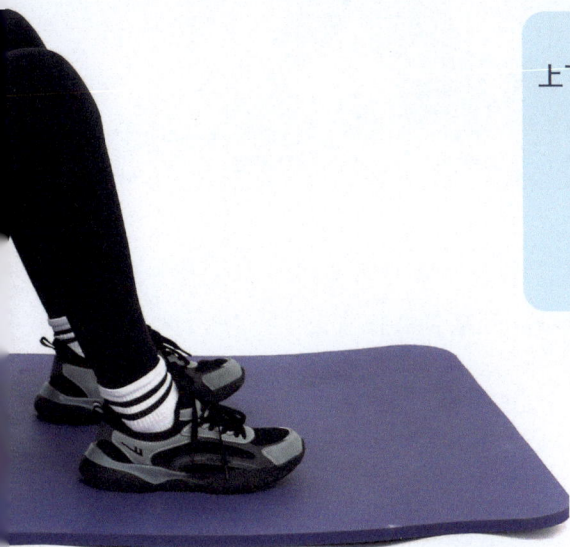

② 借助双脚的力量，带动身体小幅度地前后或左右移动，放松腰部肌肉，在酸痛感明显的部位可停留数秒。

练习八：呼吸训练（仰卧位）

■ **重复次数** 进行20~30次呼吸（一吸一呼为一次）或进行10分钟左右

起始姿势

用鼻子缓慢吸气放松

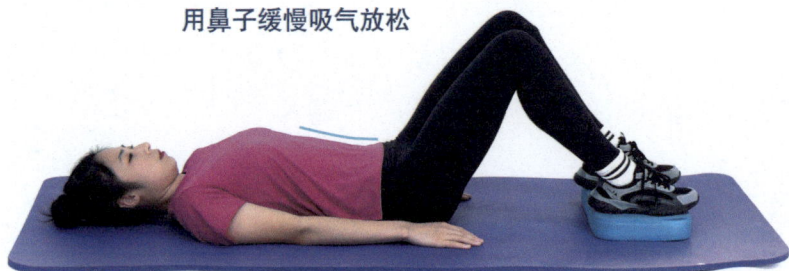

1 仰卧在垫子上，屈髋、屈膝，双脚下方垫一个大约5厘米厚的垫子（无弹性），双臂自然伸直放于身体两侧。

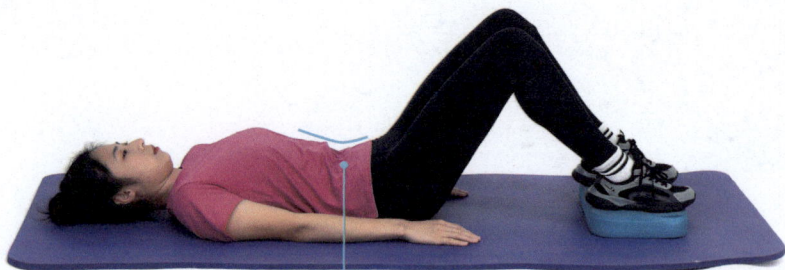

避免腹部肌肉过度收缩

2 用口缓慢呼气，同时双脚用力向下踩垫子，此时腹肌微微收缩，能感受腰部向地面贴近，骨盆缓慢向后倾斜，直到呼气完毕，再进行下一轮呼吸。

3.2

第2周练习内容

第2周的练习内容包括肌肉拉伸练习、核心力量训练、腹肌强化训练和臀肌强化训练。这些练习可以促进骨盆周围肌肉功能恢复平衡，从而帮助纠正骨盆前倾。

*小贴士：如果你在进行某项练习时感到疼痛，应该立即停止这项练习。

星期一

练习九：俯卧位髂腰肌拉伸（第 42 页）	练习十：腰部肌肉拉伸（第 44 页）	练习十一：转腰练习（第 46 页）

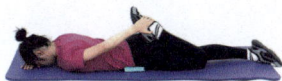

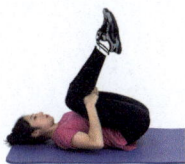

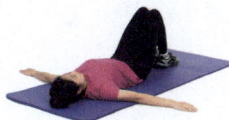

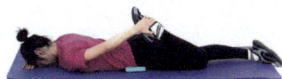

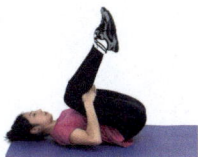

星期二

练习九：俯卧位髂腰肌拉伸（第 42 页）	练习十：腰部肌肉拉伸（第 44 页）	练习十二：侧桥(初阶)（第 48 页）

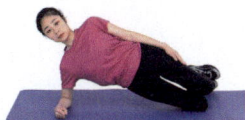

星期三

练习十三：腹肌强化练习（腹直肌）（第50页）	练习十四：筋膜球臀肌放松（第52页）
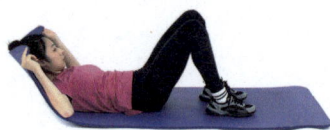	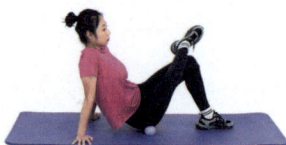
练习十五：腹斜肌强化练习（第54页）	练习八：呼吸训练（仰卧位）（第38页）
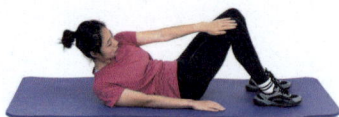	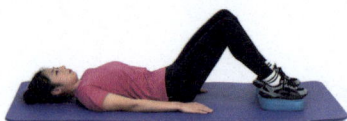

星期四

练习九：俯卧位髂腰肌拉伸（第42页）	练习十：腰部肌肉拉伸（第44页）	练习八：呼吸训练（仰卧位）（第38页）
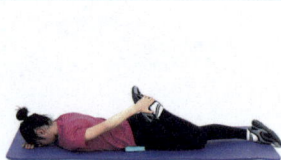	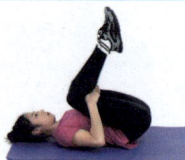	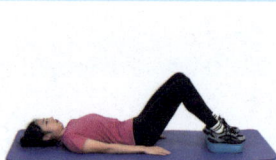

星期五

练习十一：转腰练习（第46页）	练习十二：侧桥（初阶）（第48页）	练习八：呼吸训练（仰卧位）（第38页）
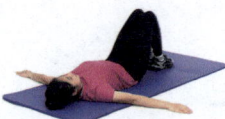	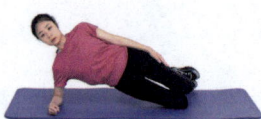	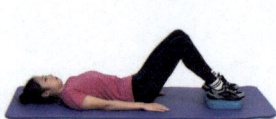

星期六

练习十三：腹肌强化练习（腹直肌）（第50页）	练习十四：筋膜球臀肌放松（第52页）	练习八：呼吸训练（仰卧位）（第38页）

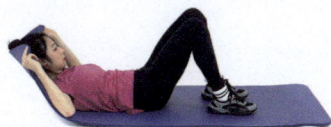

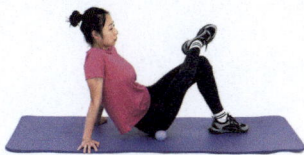

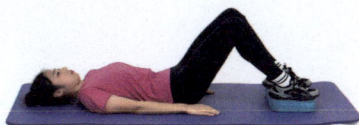

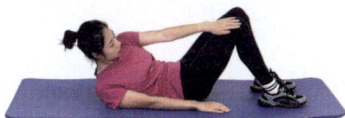

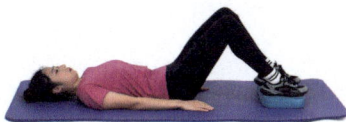

星期日

练习九：俯卧位髂腰肌拉伸（第42页）	练习十：腰部肌肉拉伸（第44页）	练习十一：转腰练习（第46页）

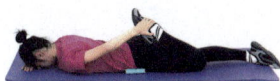

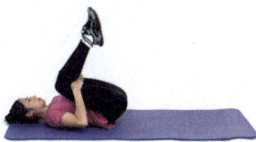

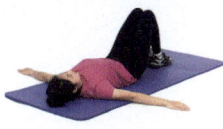

练习十五：腹斜肌强化练习（第54页）	练习八：呼吸训练（仰卧位）（第38页）

练习九：俯卧位髂腰肌拉伸

■ **重复次数** 左右两侧各重复3～5次，每次保持30～60秒

起始姿势

让骨盆保持后倾

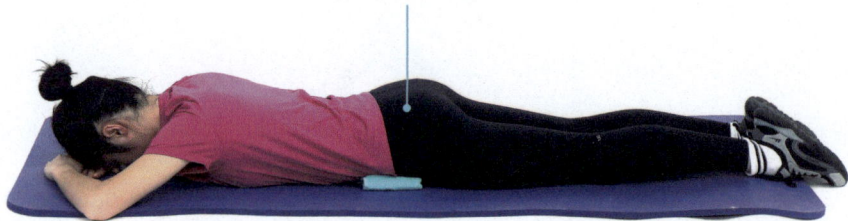

1 俯卧在垫子上，双腿并拢，双手叠放在额头下方，腹部下方垫一块毛巾，从而使骨盆保持后倾状态。

上半身不动，额头始终贴紧手背

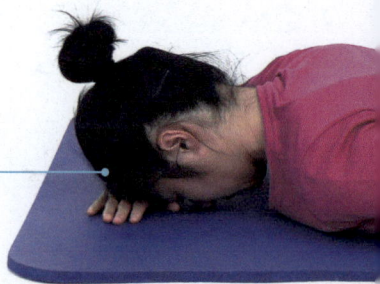

注意

避免引起明显疼痛，初次练习放松可控制在 1 分钟内。

2 用左手拉住左脚脚背并将其拉向左侧臀部，在髋部前方有拉伸感时保持动作 30 ～ 60 秒，然后返回起始姿势，重复规定的次数。换对侧进行这个练习。

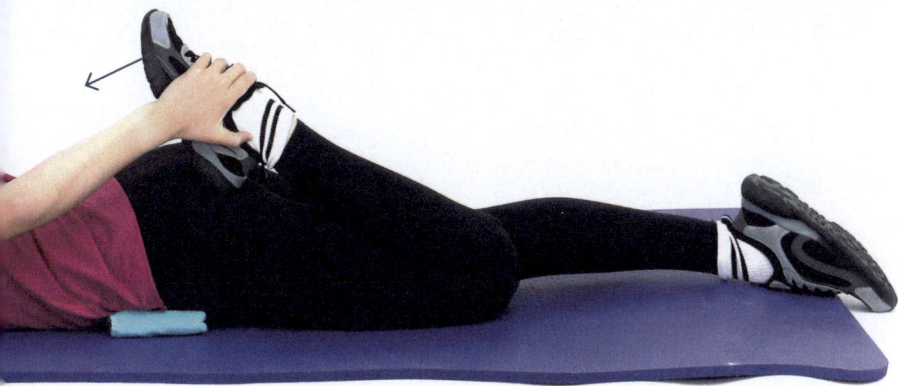

练习十：腰部肌肉拉伸

■ **重复次数** 重复3～5次，每次保持30～60秒

起始姿势

下背部平放在垫子上

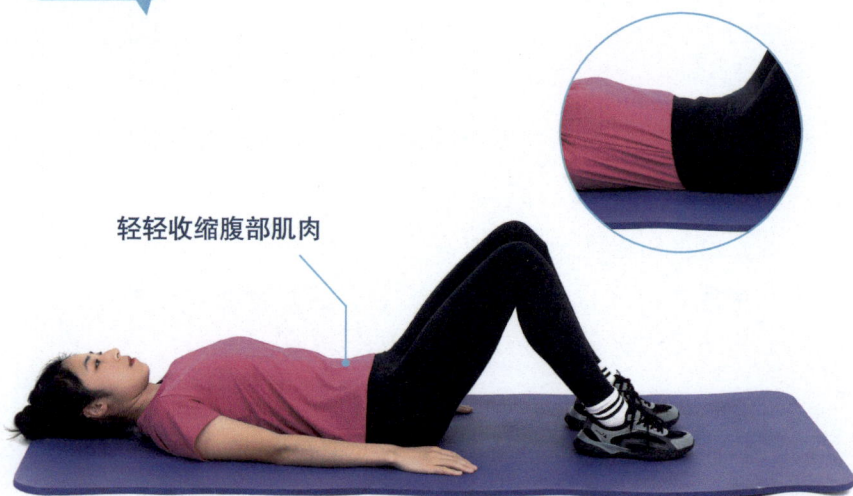

轻轻收缩腹部肌肉

1 仰卧在垫子上，屈髋、屈膝并将双脚平放在垫子上，双膝和双脚打开至与髋同宽，双臂于身体两侧自然伸直。

注意

保持均匀呼吸。

保持 30 ～ 60 秒

匀速将腿拉向胸部

尾骨离开垫面

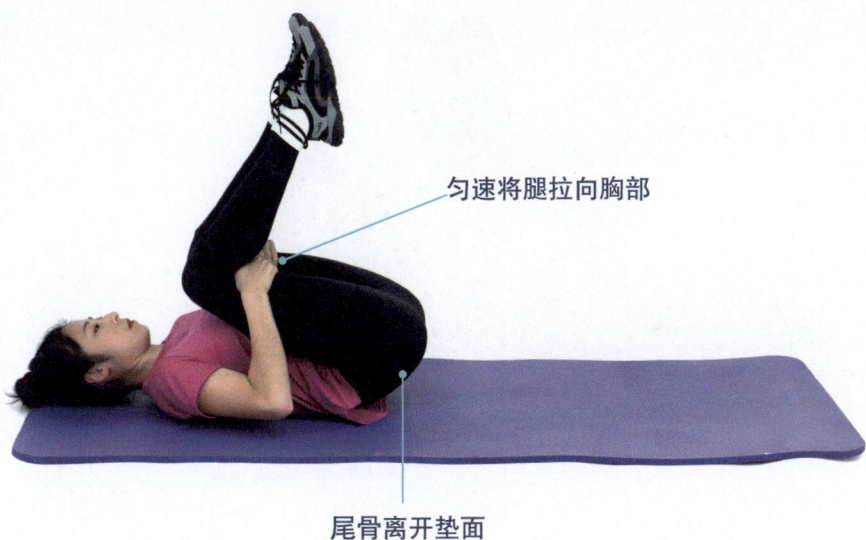

2　双手环抱双侧大腿靠近膝关节处，将双腿拉向胸部，使尾骨稍稍离开垫子。保持动作 30 ～ 60 秒，然后返回起始姿势，重复规定的次数。

练习十一：转腰练习

■ **重复次数** 左右两侧交替重复10～12次为一组，进行 3～4组，组间可休息1分钟左右

起始姿势

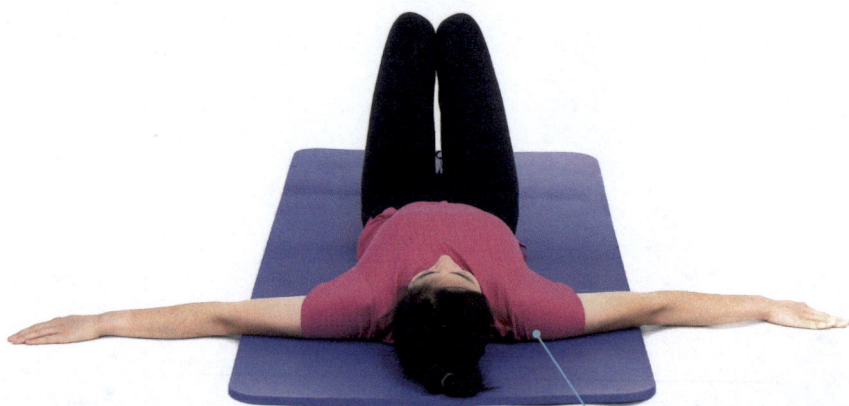

肩部贴垫面

1 仰卧在垫子上，屈髋、屈膝并将双脚平放在垫子上，双 膝和双脚并拢，双臂向身体两侧水平打开、伸直，轻轻 收缩腹部肌肉，使下背部平放在垫子上。

上半身不要来回晃动

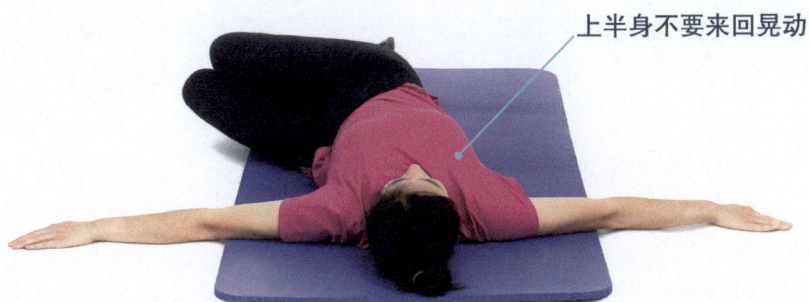

2 保持双臂和肩部紧贴垫面，然后使双膝和双脚在保持并拢的情况下向左侧旋转，以扭转腰部。

保持动作缓慢而有控制

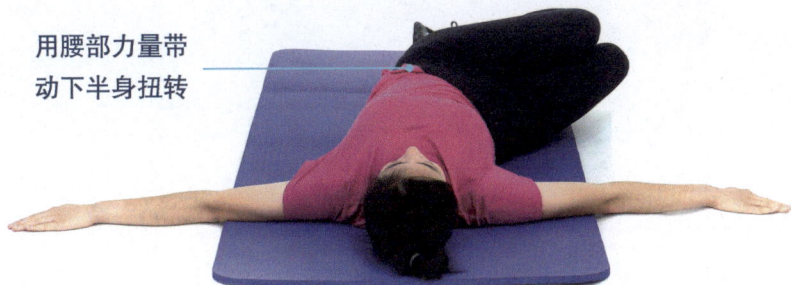

用腰部力量带动下半身扭转

3 双膝和双脚向右侧旋转。返回起始姿势，重复规定的次数。

练习十二：侧桥（初阶）

■ **重复次数** 左右两侧各重复3~5次，每天保持30~60秒

💡 如果支撑过程中身体出现明显晃动，则停下来休息，再进行下一次练习。

起始姿势

腹部肌肉收紧

大腿侧面贴垫面

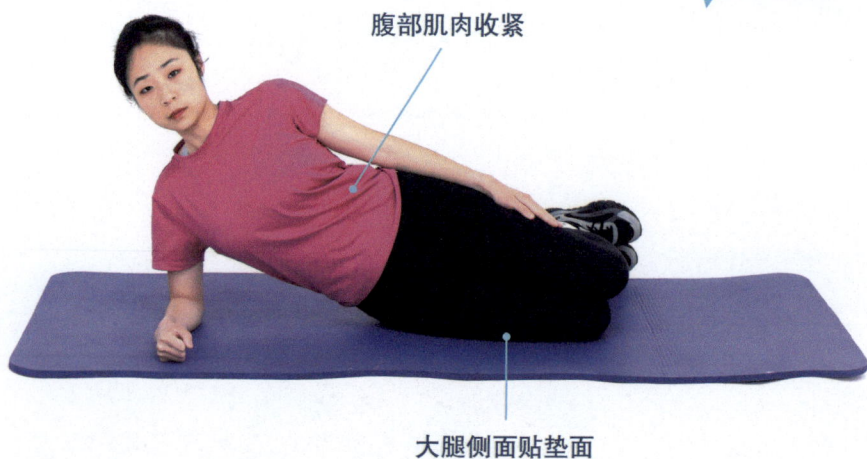

1 侧卧在垫子上，右臂于肩关节下方屈肘支撑，将上半身抬起，双腿并拢叠放且向后屈膝 90 度，左臂自然伸直放于身体左侧。

注意

在抬高骨盆的过程中，有意识地感受接近垫面一侧肌肉的收缩，并且避免手臂用力。

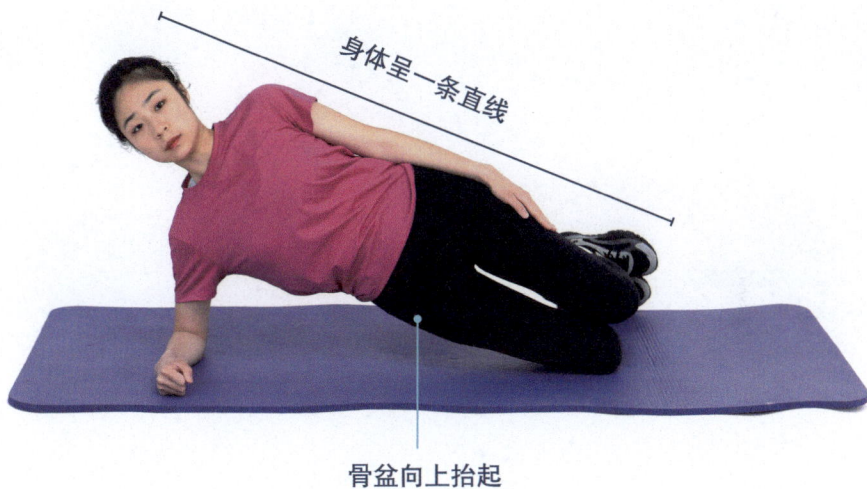

身体呈一条直线

骨盆向上抬起

2　缓慢将骨盆从地面抬起，直至头部、躯干和膝部呈一条直线，保持 30 ～ 60 秒，然后缓慢返回起始姿势，休息 30 ～ 60 秒后，重复规定的次数。换对侧进行这个练习。

练习十三：腹肌强化练习（腹直肌）

■ **重复次数** 重复12～15次为一组，进行3～4组，组间可
休息1分钟左右

起始姿势

保持均匀呼吸

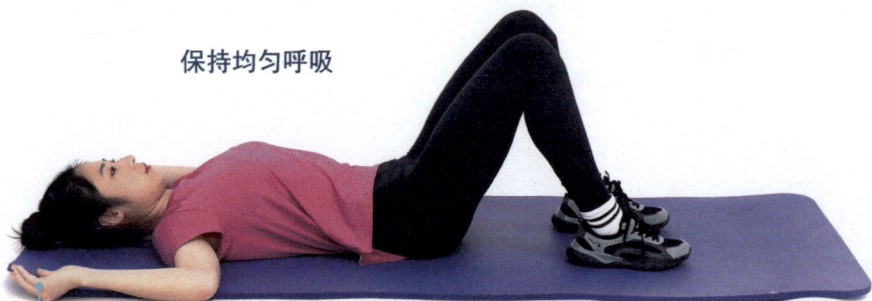

双手抓住垫角

1 仰卧在垫子上，屈髋、屈膝，并将双脚平放在垫子上，
双膝和双脚打开至与髋同宽，双臂向上屈肘，双手于头
部两侧抓住垫子的边角位置。

注意

保持上半身及双脚紧贴垫面，感受腹部肌肉发力。

利用腹肌力量
抬起上半身

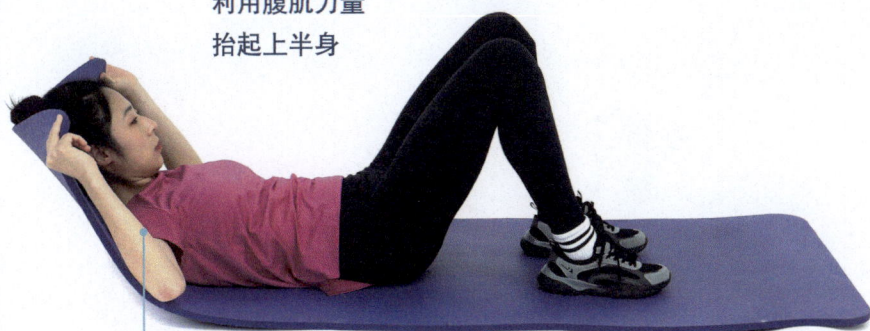

肩胛骨离地

2　保持头部、颈部放松，腹部肌肉用力使上半身抬起至肩胛骨离开地面，保持2～3秒，然后缓慢返回起始姿势，重复规定的次数。

练习十四：筋膜球臀肌放松

■ **重复次数**　根据自身耐受情况而定，可放松1～2分钟

> 💡　不要引起明显的疼痛感；如果右侧小腿无法放在左侧大腿上，也可将右脚平放在垫子上。

起始姿势

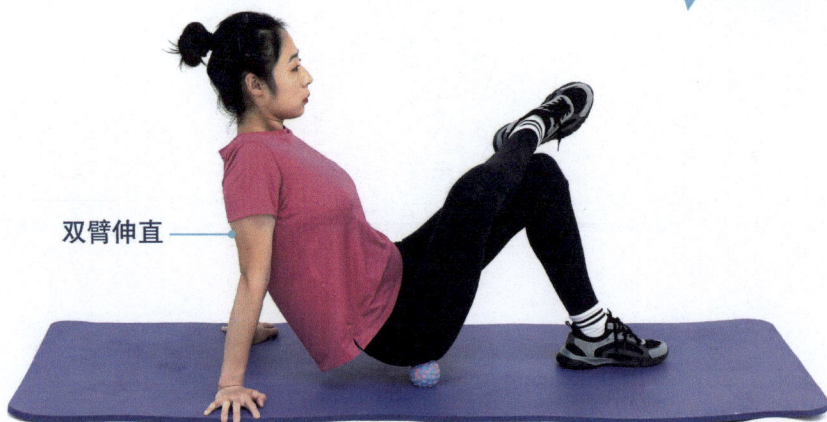

双臂伸直

1　坐在垫子上，双手于躯干后侧支撑身体，左腿屈髋、屈膝，且左脚平放在垫子上，抬起右腿并将右侧小腿置于左侧大腿近膝关节处，将筋膜球（或硬质小球）置于右侧臀部下方。

注意

通过身体向右侧倾斜使身体重量压向筋膜球，达到滚压放松的效果。

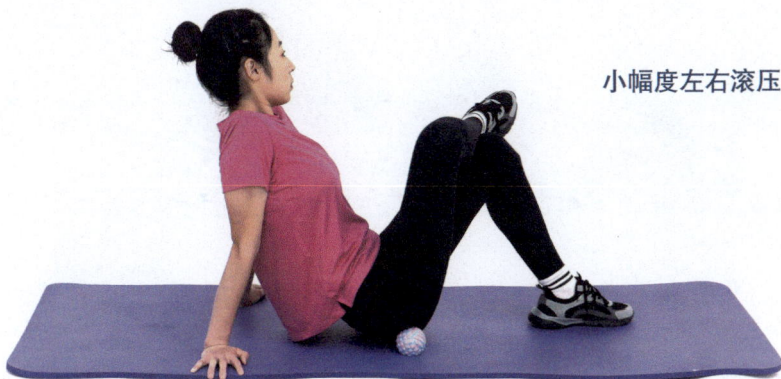

小幅度左右滚压

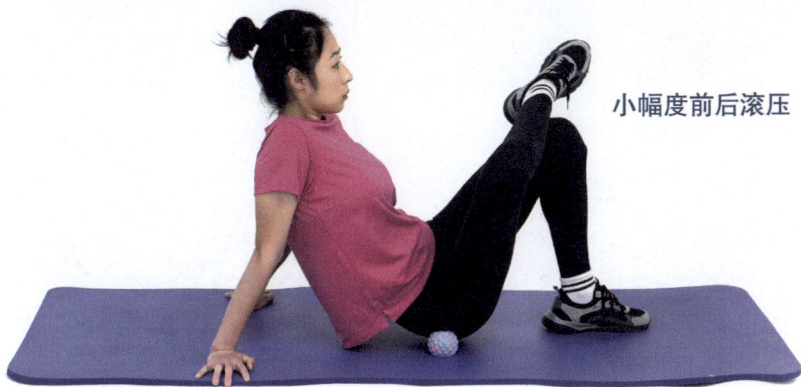

小幅度前后滚压

2 借助双臂和左脚的力量，带动身体小幅度地前后或左右移动，放松右侧臀肌，可在有明显酸痛感的位置停留数秒。

练习十五：腹斜肌强化练习

■ **重复次数** 左右两侧交替重复12～15次为一组，进行3～4组，组间可休息1分钟左右

起始姿势

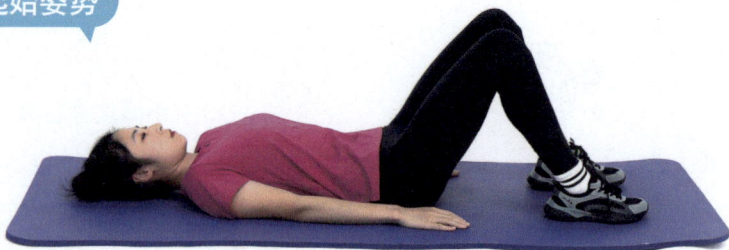

1 仰卧在垫子上，屈髋、屈膝并将双脚平放在垫子上，双膝和双脚打开至与髋同宽，双臂于身体两侧自然伸直，轻轻收缩腹部肌肉，使下背部平放在垫子上。

也可将另一侧手臂放在头后方，起到支撑作用

颈部肌肉放松

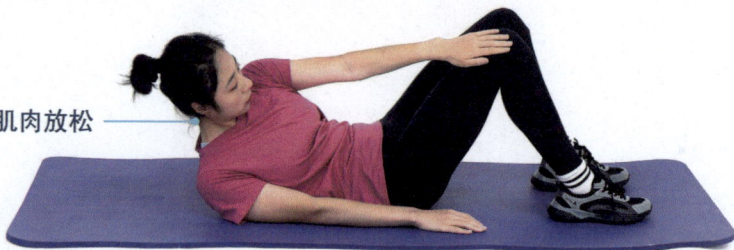

2 保持下背部、右臂及双腿不动，左臂伸直上抬且左手伸够右膝外侧；左手触摸到右膝外侧后保持 1 ～ 2 秒，然后缓慢返回起始姿势，换对侧进行这个练习，重复规定的次数。

3.3

第 3 周练习内容

　　第3周练习内容包括足踝周围肌肉力量训练、腹肌强化训练、髋关节铰链练习等。这些练习旨在进一步加强促进骨盆后倾的肌肉力量，并改善身体整体动力链功能。

　　*小贴士：如果你在进行某项练习时感到疼痛，应该立即停止这项练习。

星期一

练习十六：足踝周围肌肉力量训练（第 58 页）	练习十七：腹肌强化练习（腹横肌）（第 60 页）	练习十八：站立位骨盆后倾练习（第 62 页）

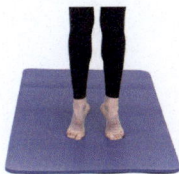

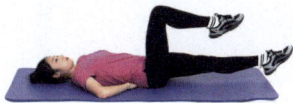

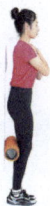

星期二

练习十九：臀桥（进阶）（第 64 页）	练习二十：髋关节铰链练习（第 66 页）	练习二十一：呼吸训练（站立位）（第 68 页）

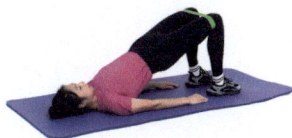

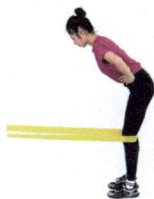

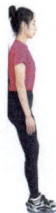

星期三

练习十六：足踝周围肌肉力量训练 （第58页）	练习十七：腹肌强化练习（腹横肌） （第60页）	练习二十二：核心力量训练（四足位） （第70页）

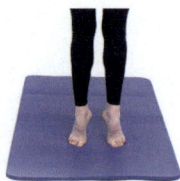

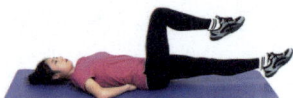

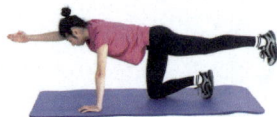

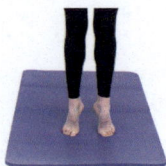

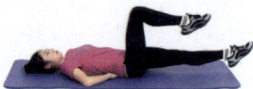

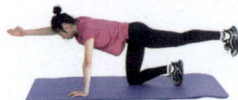

星期四

练习十九：臀桥（进阶） （第64页）	练习二十：髋关节铰链练习（第66页）	练习二十一：呼吸训练（站立位） （第68页）

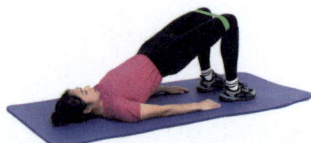

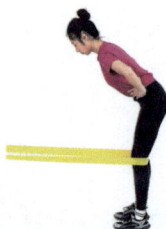

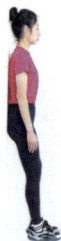

星期五

练习十六：足踝周围肌肉力量训练 （第58页）	练习十七：腹肌强化练习（腹横肌） （第60页）	练习十八：站立位骨盆后倾练习 （第62页）	练习二十二：核心力量训练（四足位） （第70页）

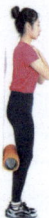

星期六

练习十九：臀桥（进阶）（第64页）	练习二十：髋关节铰链练习（第66页）	练习二十一：呼吸训练（站立位）（第68页）

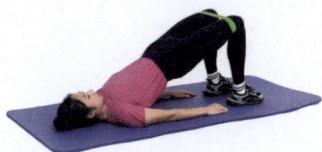

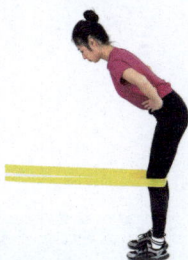

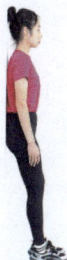

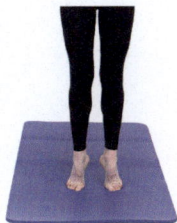

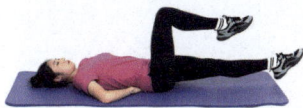

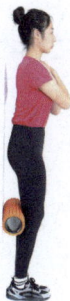

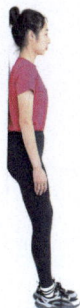

星期日

练习十六：足踝周围肌肉力量训练（第58页）	练习十七：腹肌强化练习（腹横肌）（第60页）	练习十八：站立位骨盆后倾练习（第62页）	练习二十一：呼吸训练（站立位）（第68页）

练习十六：足踝周围肌肉力量训练

■ **重复次数** 重复12～15次为一组，进行3～4组，组间可
休息1分钟左右

起始姿势

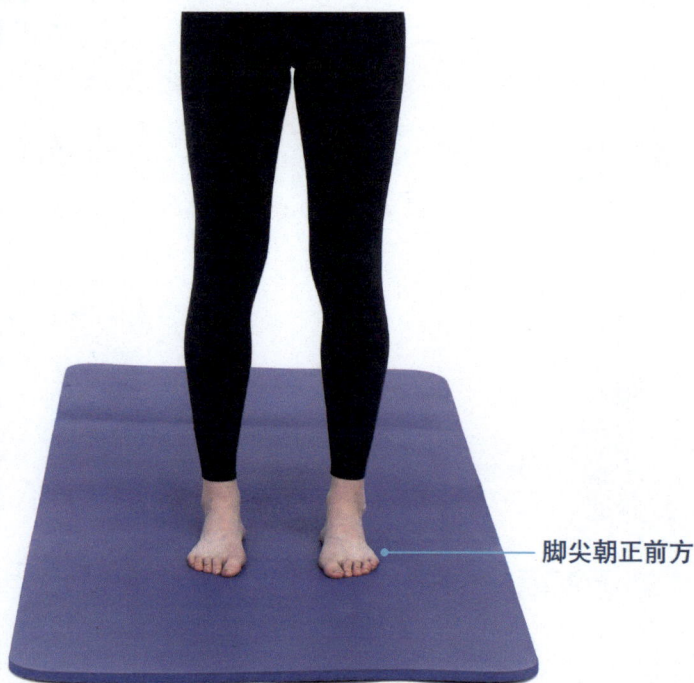

脚尖朝正前方

1 双脚分开站立，间距小于肩宽，上半身自然放松。

注意

保持自然呼吸，感受小腿肌肉发力。

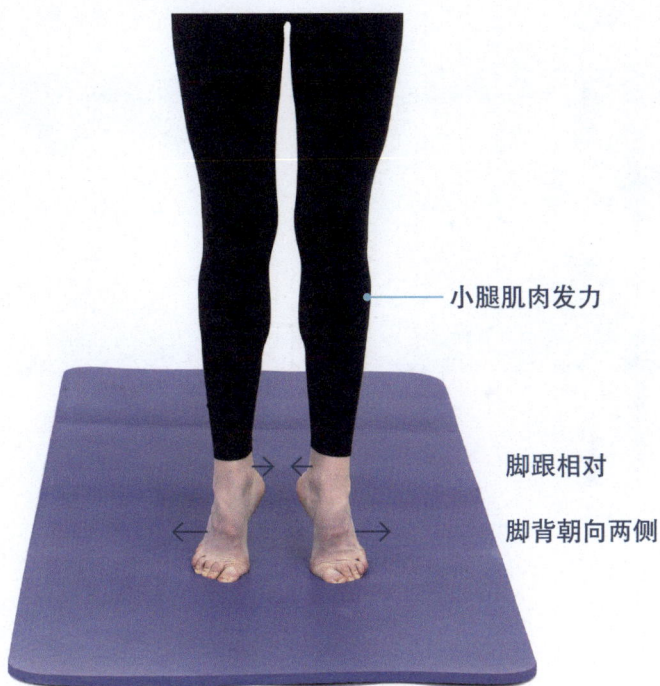

小腿肌肉发力

脚跟相对

脚背朝向两侧

2 小腿肌肉发力踮起脚尖，同时腹部肌肉和臀部肌肉发力使脚跟相对，脚背朝向两侧，保持2秒，然后缓慢返回起始姿势，重复规定的次数。

练习十七：腹肌强化练习（腹横肌）

■ **重复次数** 左右两侧交替重复10～15次为一组，进行3～4组，组间可休息1分钟左右

起始姿势

大腿垂直于地面

手垫在腰部下方

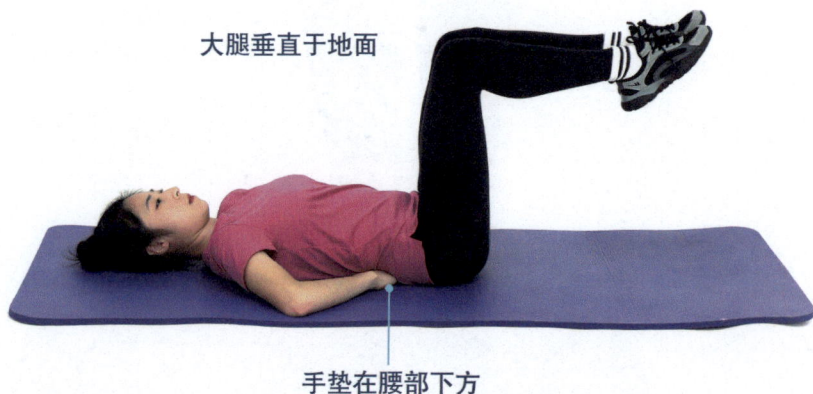

1 仰卧在垫子上，屈髋、屈膝至大腿与地面垂直，小腿与地面平行，双臂屈肘，双手置于腰部下方，提示骨盆保持后倾。

注意

保持腰部尽量贴合地面，不要向上拱起。

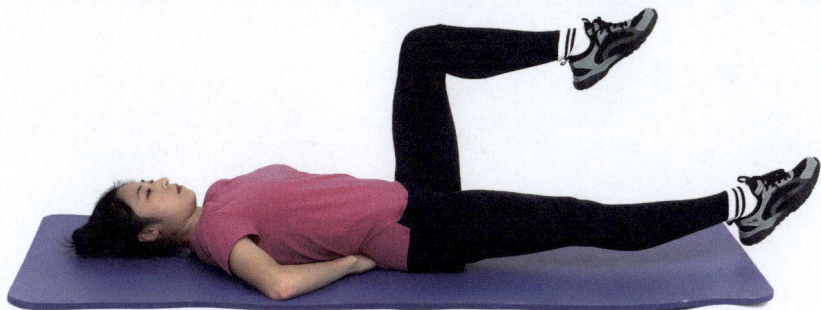

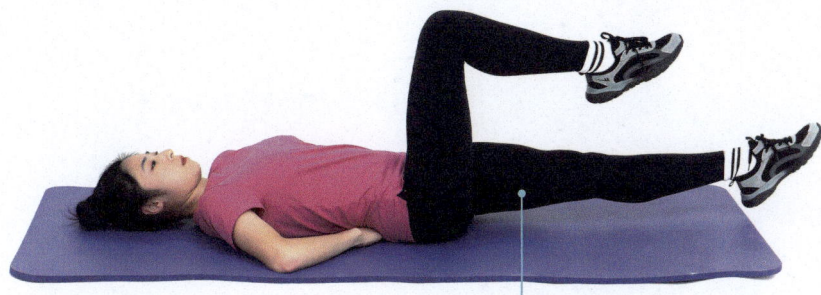

有控制地缓慢下落

2 右腿缓慢伸直下放至接近垫面，保持 2 秒，然后右腿缓慢返回起始姿势；接着左腿缓慢伸直下放至接近垫面，保持 2 秒后再缓慢返回起始姿势。重复规定的次数。

练习十八：站立位骨盆后倾练习

■ **重复次数** 重复12~15次为一组，进行3~4组，组间可休息1分钟左右

起始姿势

1 背对墙面站立，双脚脚跟抵住墙面，在双膝后侧放置泡沫轴并将其压向墙面，双臂交叉抱于胸前。

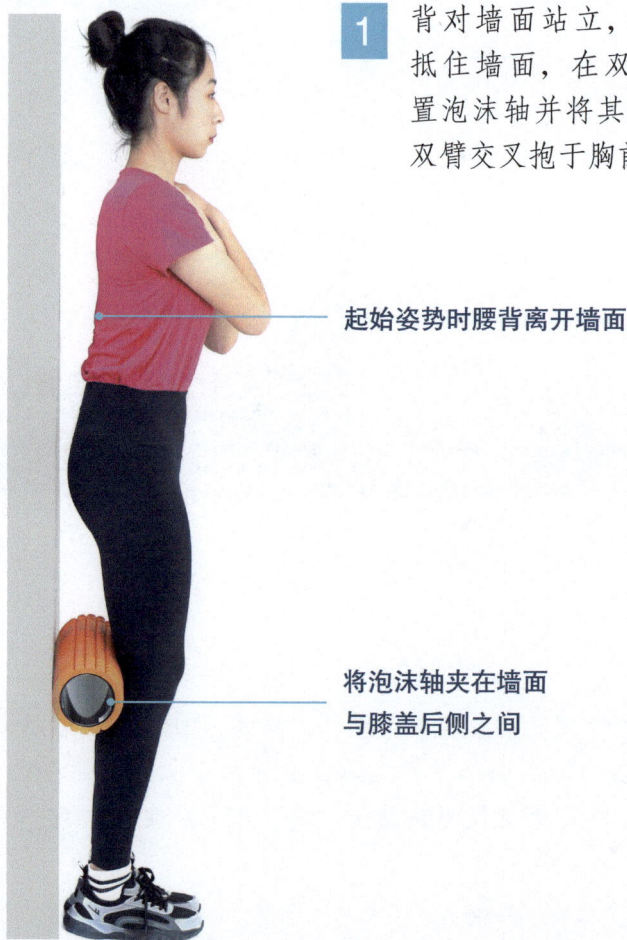

起始姿势时腰背离开墙面

将泡沫轴夹在墙面与膝盖后侧之间

注意

保持自然呼吸，避免憋气，脚跟不要离地。

2 腹肌和臀肌发力，使骨盆后旋，将腰部压向墙面，保持2～3秒，然后缓慢返回起始姿势，重复规定的次数。

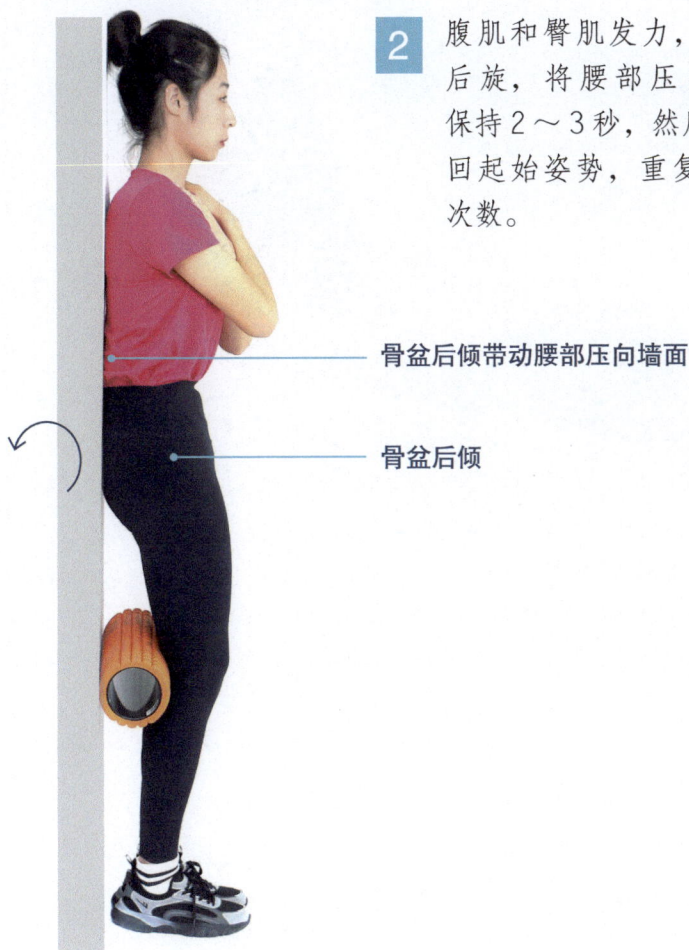

骨盆后倾带动腰部压向墙面

骨盆后倾

练习十九：臀桥（进阶）

■ **重复次数** 重复12～15次为一组，进行3～4组，组间可休息1分钟左右

起始姿势

双膝与双脚打开至与髋同宽

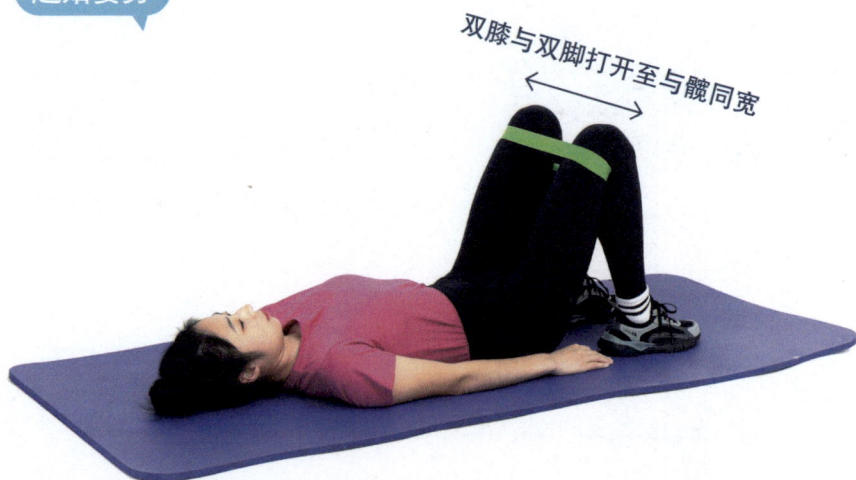

1 仰卧在垫子上，将环形弹力带环绕在双腿膝关节上方，接着屈髋、屈膝，双脚平放在垫子上或者勾起脚尖，双臂于身体两侧自然伸直。

注意

避免腰部发力，如果找不到臀肌发力的感觉，可先进行上一个站立位骨盆后倾练习。

侧面视角

躯干与大腿呈一条直线

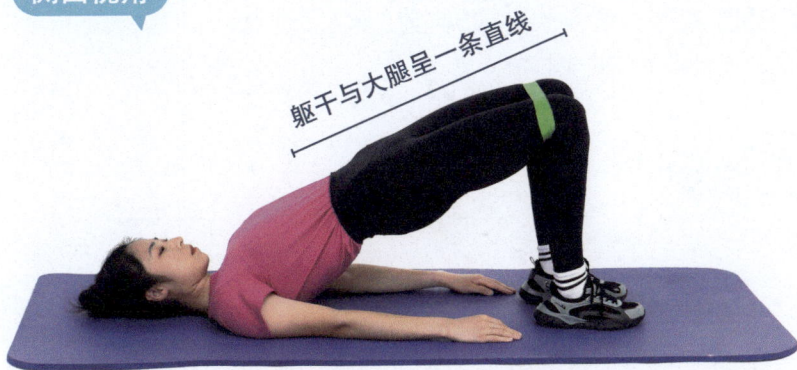

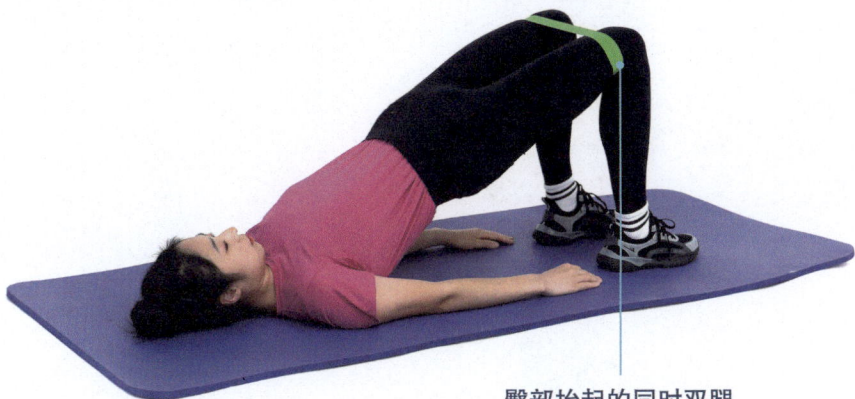

臀部抬起的同时双腿
抵抗弹力带的阻力

2 臀部肌肉收紧（用手指触摸时能感觉到臀部肌肉变硬），
接着其进一步发力使臀部向上抬起至躯干与大腿呈一条
直线。保持这个姿势 2 ~ 3 秒，然后缓慢返回起始姿势，
重复规定的次数。

练习二十：髋关节铰链练习

■ **重复次数** 重复12~15次为一组，进行3~4组，组间可休息1分钟左右

起始姿势

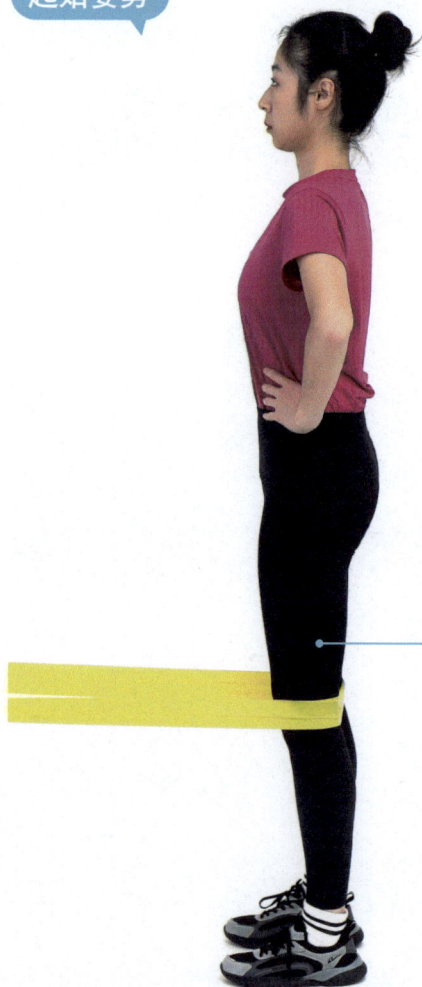

1 双脚分开与髋同宽站立，调整骨盆位置，使其处于中正位置。双手叉腰，在膝关节处环绕弹力带。弹力带保持张力，其两端固定在身体前方与膝关节等高处。

双腿抵抗弹力带的阻力

注意

避免拱背塌腰，小腿始终垂直于地面。

2 保持膝关节不动，通过屈曲髋关节使臀部向后移动，髋关节屈曲至 45° 或屈曲至最大范围时保持 2～3 秒，然后臀肌和腹部肌肉发力，返回起始姿势，重复规定的次数。

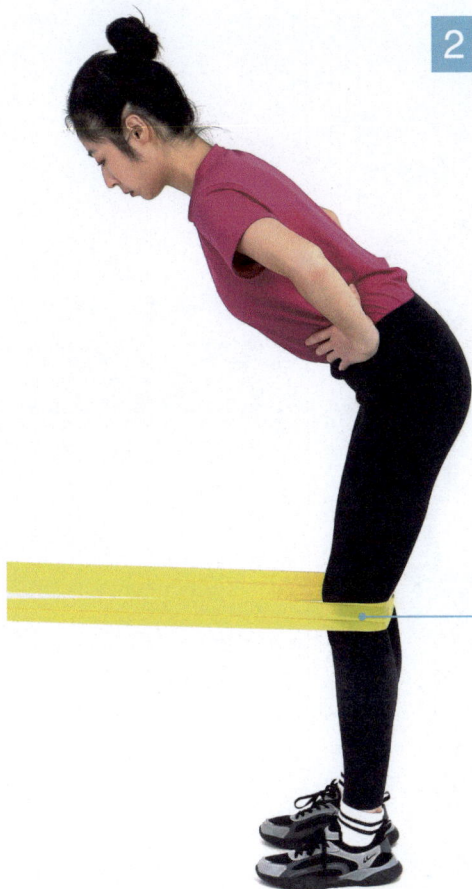

第 3 周练习内容

屈髋时保持膝盖稳定

练习二十一：呼吸训练（站立位）

■ **重复次数** 进行20~30次呼吸，或进行10分钟左右

起始姿势

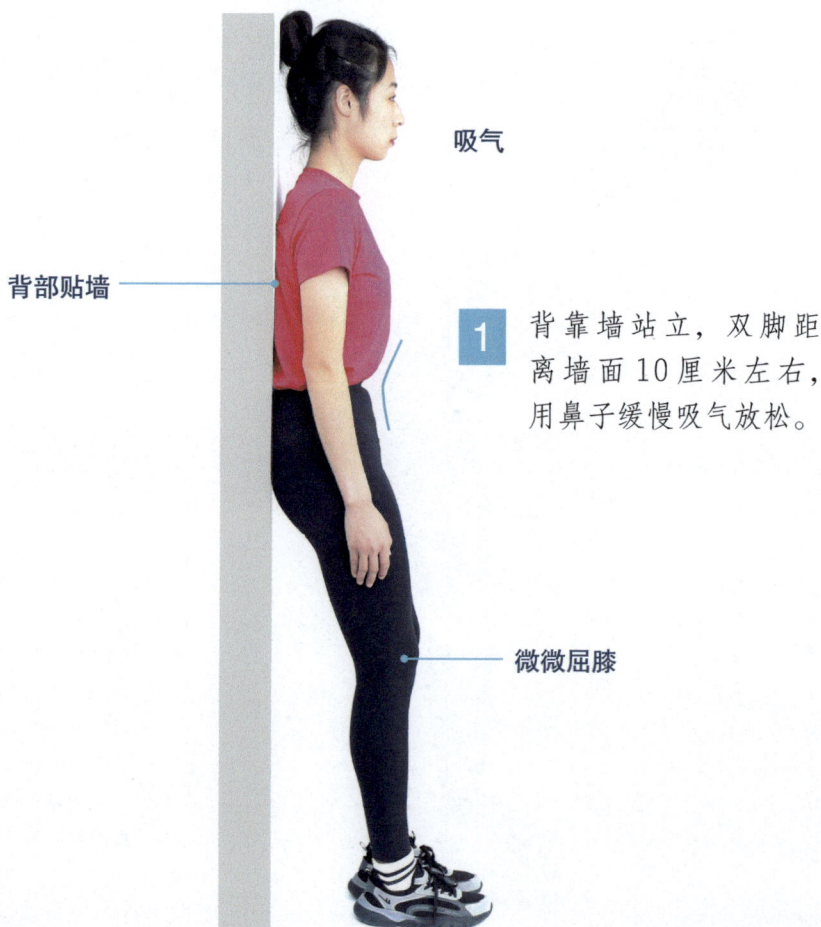

吸气

背部贴墙

1 背靠墙站立，双脚距离墙面 10 厘米左右，用鼻子缓慢吸气放松。

微微屈膝

注意

整个动作过程保持鼻吸气口呼气且做到呼吸缓慢而有控制；避免腹部肌肉过度收缩，引起腹部凹陷。

呼气

骨盆后倾带动
腰部贴向墙面

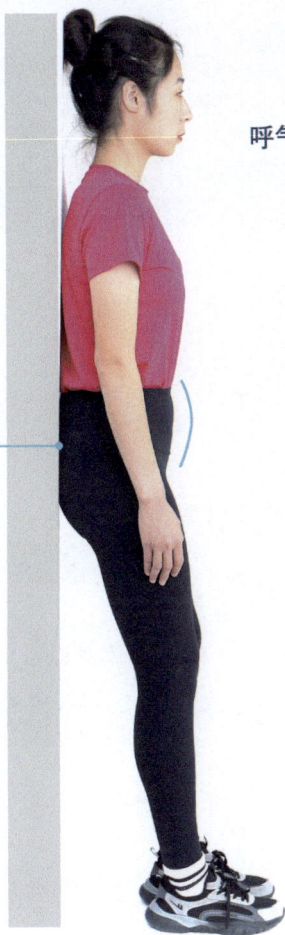

2 用口缓慢呼气，同时腹肌微微收缩，感受腰部向墙面贴近，骨盆缓慢向后倾斜，直到呼气完全结束，再进行下一轮呼吸。

第 3 周练习内容

练习二十二：核心力量训练（四足位）

■ **重复次数** 左右两侧各重复10～15次为一组，进行3～4组，组间可休息1分钟左右

起始姿势

目视垫面

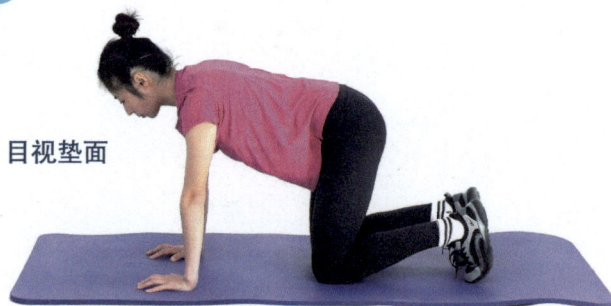

1 跪在垫子上，用双膝和双手支撑身体，其中双手位于肩关节下方，双膝位于髋关节下方，颈部伸直。

保持身体稳定

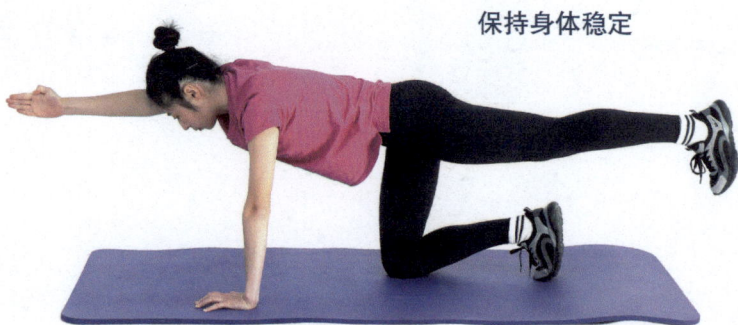

2 左腿向后伸直并向上抬起至与躯干呈一条直线，同时右臂向前伸直并向上抬起至与躯干呈一条直线。保持这个姿势2～3秒，然后缓慢返回起始姿势，重复规定的次数。换对侧（抬左臂和右腿）进行这个练习。

3.4

第 4 周练习内容

　　第4周的练习内容旨在进一步强化核心力量，以及臀肌和腹肌的力量。

星期一

练习二十三：死虫式（第 74 页）	练习二十四：俯卧伸髋练习（第 76 页）	练习二十六：髂腰肌拉伸（第 80 页）	练习二十九：俯卧臀肌强化练习（第 86 页）

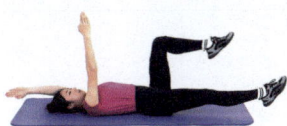

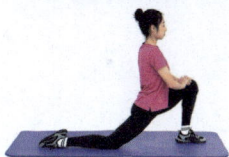

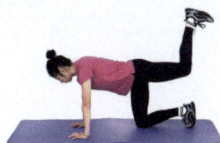

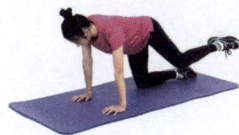

星期二

练习二十五：侧桥（进阶）（第 78 页）	练习二十七：股四头肌拉伸（第 82 页）	练习二十八：髂腰肌强化练习（第 84 页）

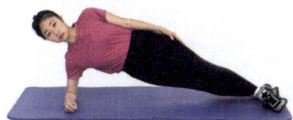

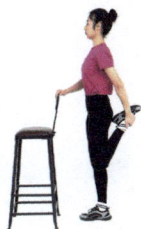

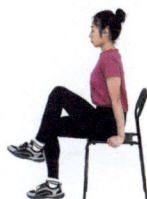

星期三

练习二十三：死虫式 （第74页）	练习二十四：俯卧伸髋练习 （第76页）	练习二十九：俯卧臀肌强化练习 （第86页）	练习二十一：呼吸训练（站立位） （第68页）

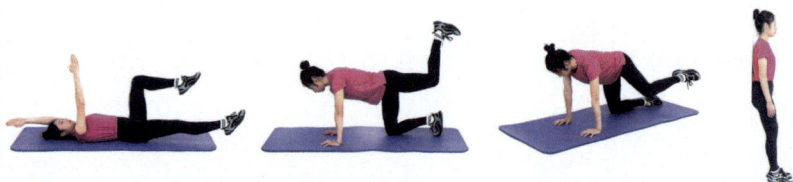

星期四

练习二十五：侧桥（进阶） （第78页）	练习二十六：髂腰肌拉伸 （第80页）	练习二十七：股四头肌拉伸 （第82页）	练习二十八：髂腰肌强化练习 （第84页）	练习二十一：呼吸训练（站立位） （第68页）

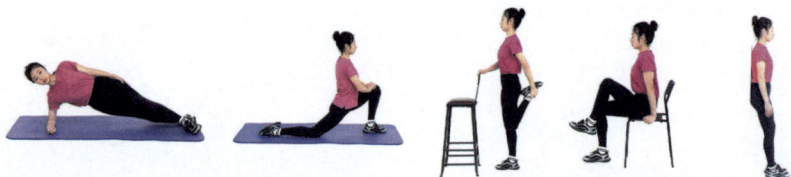

星期五

练习二十三：死虫式 （第74页）	练习二十四：俯卧伸髋练习 （第76页）	练习二十五：侧桥（进阶） （第78页）	练习二十九：俯卧臀肌强化练习 （第86页）	练习二十一：呼吸训练（站立位） （第68页）

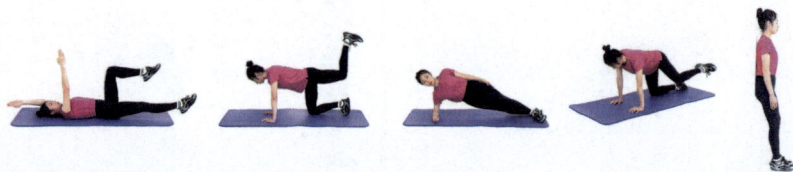

星期六

练习二十六：髂腰肌拉伸（第 80 页）	练习二十七：股四头肌拉伸（第 82 页）	练习二十八：髂腰肌强化练习（第 84 页）	练习二十一：呼吸训练（站立位）（第 68 页）

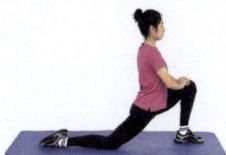

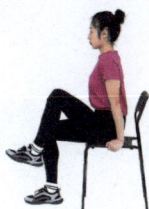

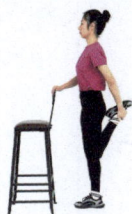

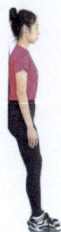

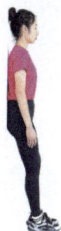

星期日

练习二十三：死虫式（第 74 页）	练习二十四：俯卧伸髋练习（第 76 页）	练习二十五：侧桥（进阶）（第 78 页）	练习二十一：呼吸训练（站立位）（第 68 页）

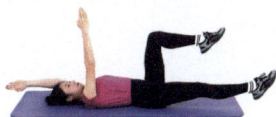

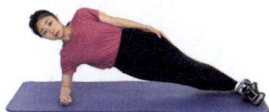

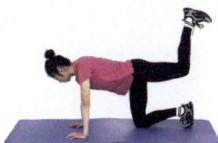

练习二十三：死虫式

■ **重复次数** 左右两侧交替重复10～15次为一组，进行3～4
组，组间可休息1分钟左右

起始姿势

双手在肩部正上方

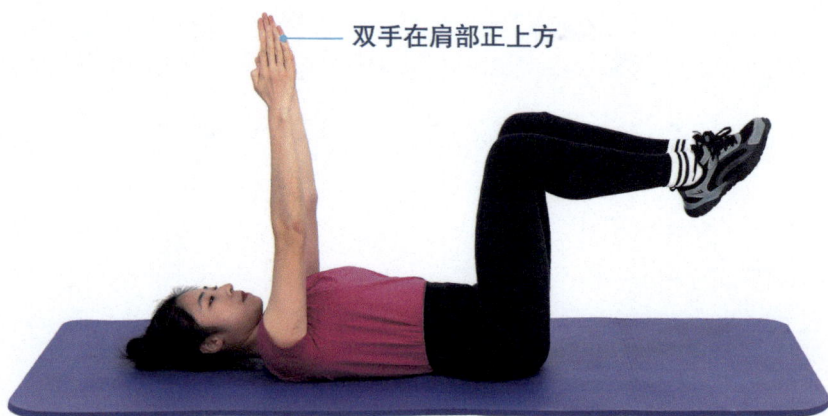

1 仰卧在垫子上，屈髋、屈膝至大腿与地面垂直，小腿与地
面平行，双手伸直上举并与地面垂直。

注意

保持腰部尽量贴合垫面，不要向上拱起。

右腿和左臂同时下放

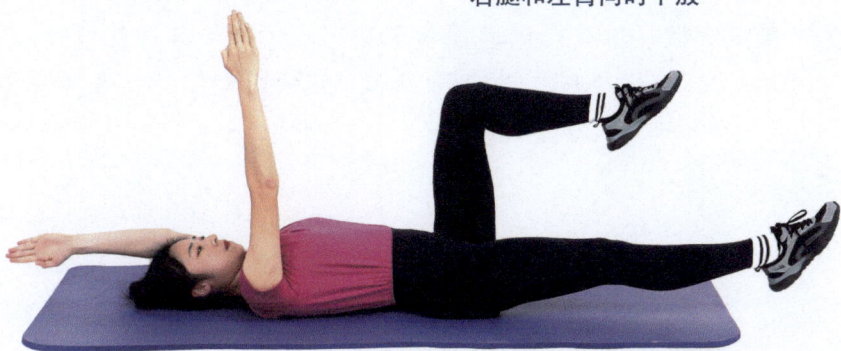

缓慢且匀速地下放

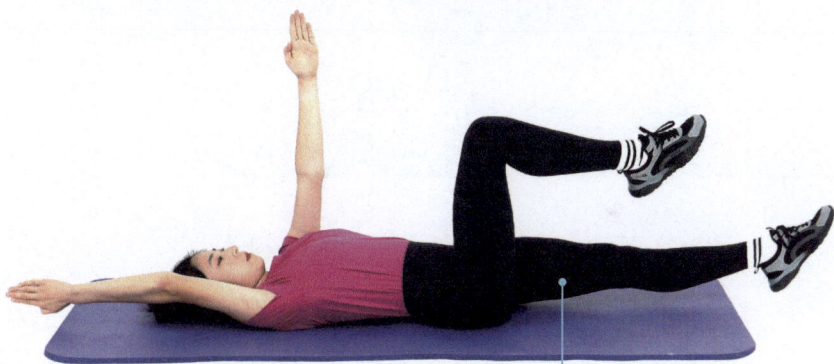

2 右腿缓慢伸直下放至接近垫面，同时左臂缓慢伸直下放至头部左侧接近垫面，保持 2 秒；接着右腿和左臂缓慢返回起始姿势，然后左腿缓慢伸直下放至接近垫面，同时右臂缓慢伸直下放至头部右侧接近垫面，保持 2 秒后返回起始姿势，重复规定的次数。

练习二十四：俯卧伸髋练习

■ **重复次数** 左右两侧各重复10～15次为一组，每侧进行
3～4组，组间可休息1分钟左右

起始姿势

> 🟡 收缩腹肌与背肌，
> 使背部保持伸直的状
> 态，并且感觉肚脐向背
> 部方向收拢。

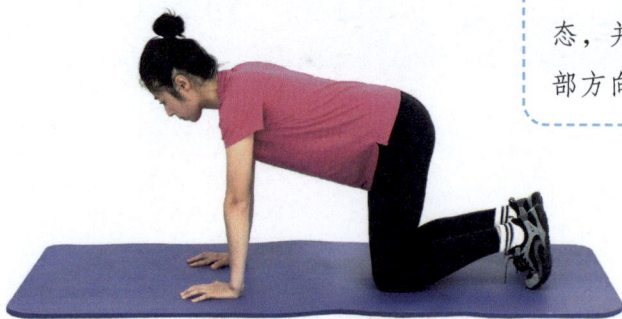

1 跪在垫子上，用双膝和双手支
撑身体，双手位于肩关节下方，
双膝位于髋关节下方，颈部伸
直且目视垫面，同时收缩腹肌
与背肌。

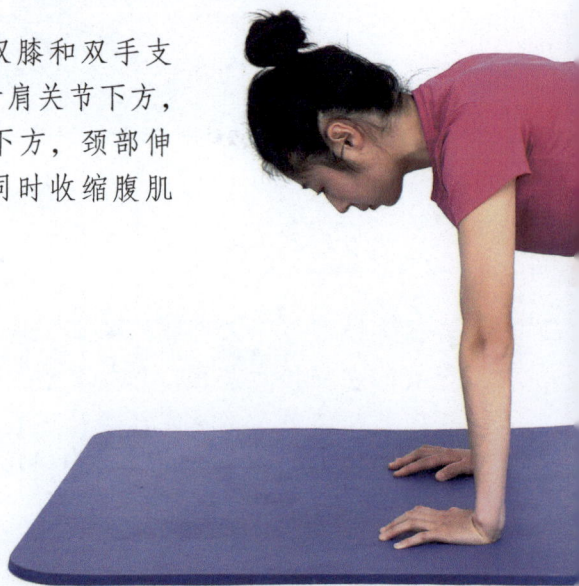

注意

身体不要出现晃动和扭转，腹部肌肉保持收缩，避免腰部向下塌陷。

臀肌发力带动
腿上抬

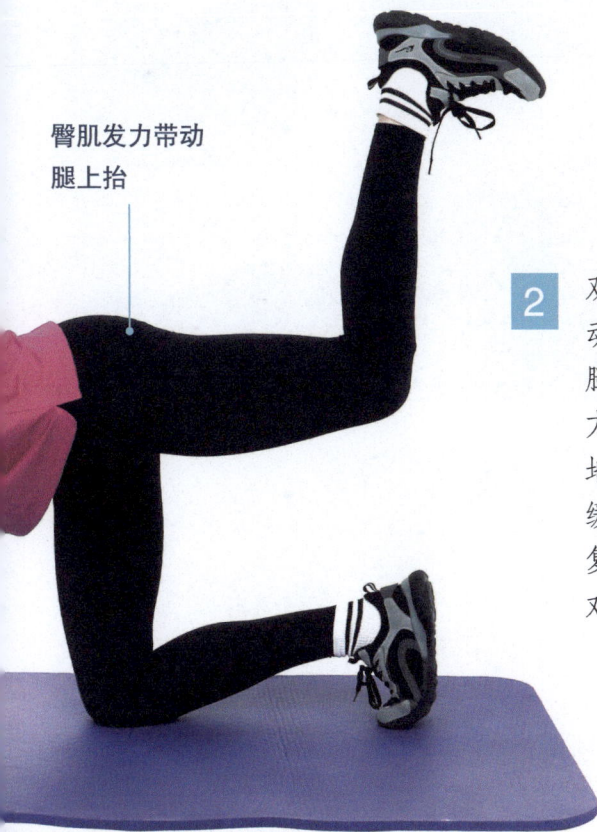

2 双臂、躯干与右腿不动，臀肌发力抬起左腿，使左脚朝天花板的方向抬高至左侧大腿与地面平行，保持2秒，缓慢返回起始姿势，重复规定的次数。然后练对侧进行这个练习。

第4周练习内容

练习二十五：侧桥（进阶）

■ **重复次数** 左右两侧各重复3～5次

起始姿势

双脚前后叠放

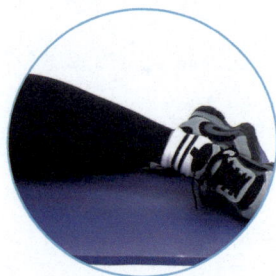

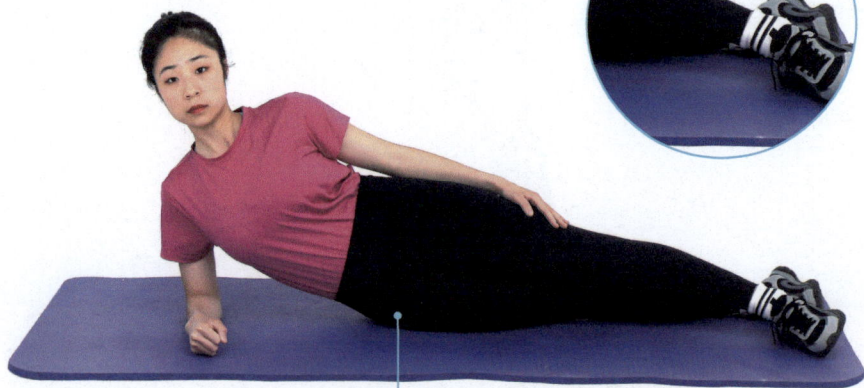

骨盆贴垫面

1 侧卧在垫子上，双腿前后交叉叠放，右臂于肩关节下方屈肘支撑，将上半身抬起，左臂自然伸直放于身体左侧。

注意

抬高过程中，感受近地侧肌肉的收缩，并且注意手臂不要用力；身体不要出现倾斜或扭转。

全程均匀呼吸

保持身体稳定

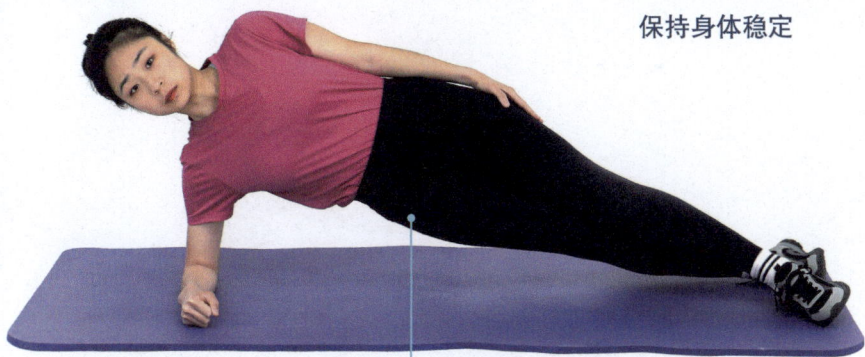

骨盆向上抬起

2 缓慢将骨盆从地面抬起，直至头部、躯干和膝部呈一条直线，保持 20 ～ 30 秒，然后缓慢返回起始姿势，休息 60 秒，重复规定的次数。然后换对侧进行这个练习。

练习二十六：髂腰肌拉伸

重复次数 左右两侧各拉伸3～4次

起始姿势

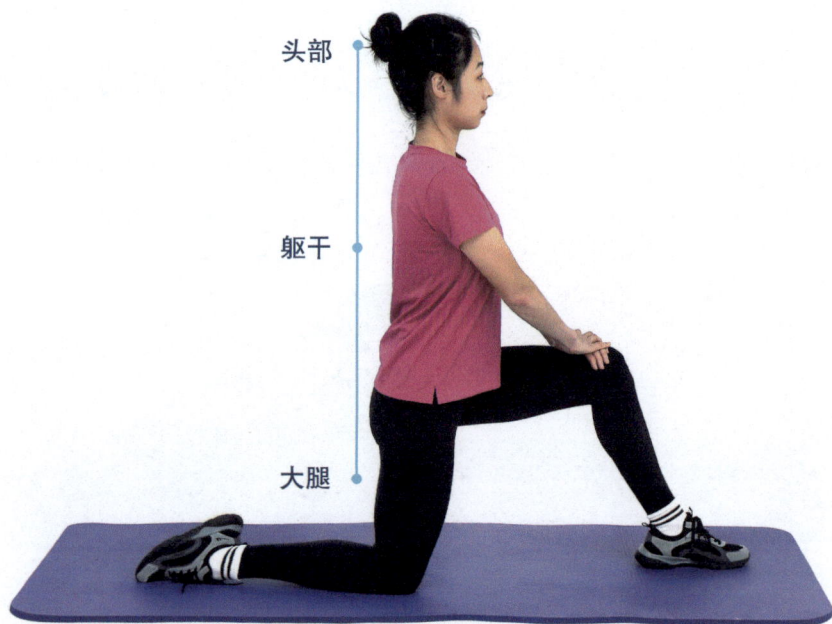

头部

躯干

大腿

1 单腿跪在垫子上，其中左腿屈膝在前（大腿与小腿夹角超过90度）、脚掌触垫，右腿屈膝在后（大腿与小腿夹角约90度）、脚背触垫，双手放在前侧膝关节上。

注意

避免上半身向前倾，同时在整个过程中保持骨盆后倾。

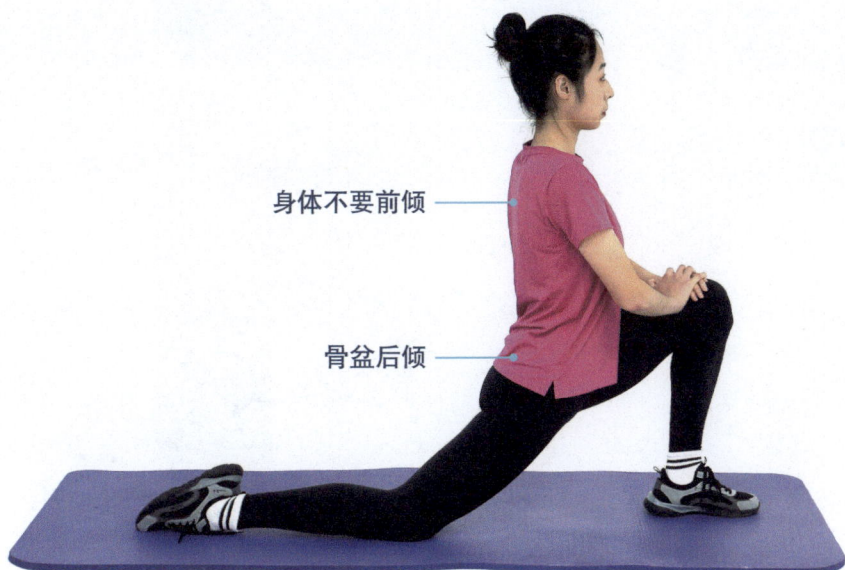

身体不要前倾

骨盆后倾

2　腹部肌肉和臀部肌肉发力，使骨盆后倾，同时左膝向前方移动并带动上半身前移、下压，在右侧髋部前方有拉伸感的位置保持30～60秒，返回起始姿势，重复规定的次数。然后换对侧进行这个练习。

练习二十七：股四头肌拉伸

■ **重复次数** 左右两侧交替拉伸3～4次

起始姿势

1 双腿并拢站在椅子后面，
收腹，双手扶住椅背。

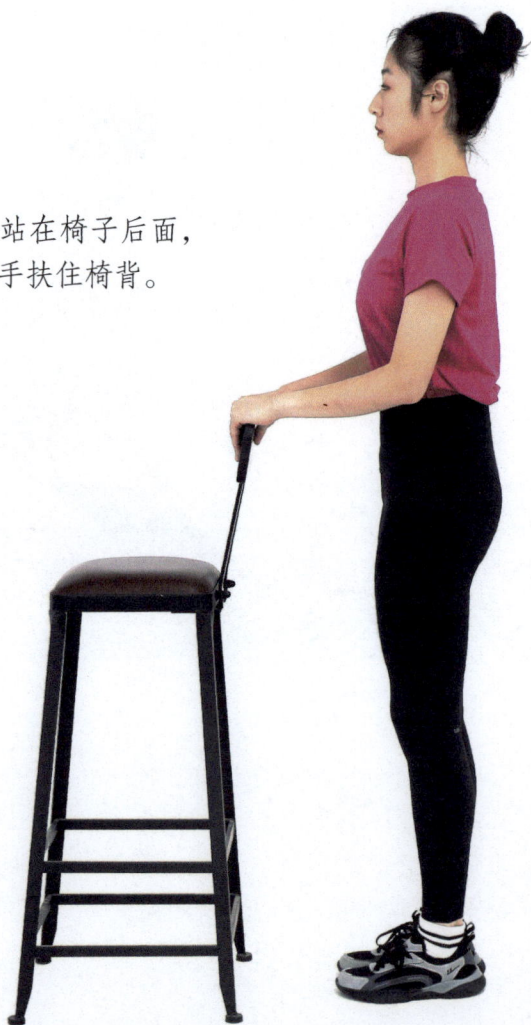

注意

保持上半身直立，腹肌收紧。

2 重心转移到右腿，左腿屈膝上抬，左手握住左脚踝并将其拉向左侧臀部，在左侧大腿前侧有拉伸感的位置保持30～60秒，返回起始姿势，换对侧进行这个练习，重复规定的次数。

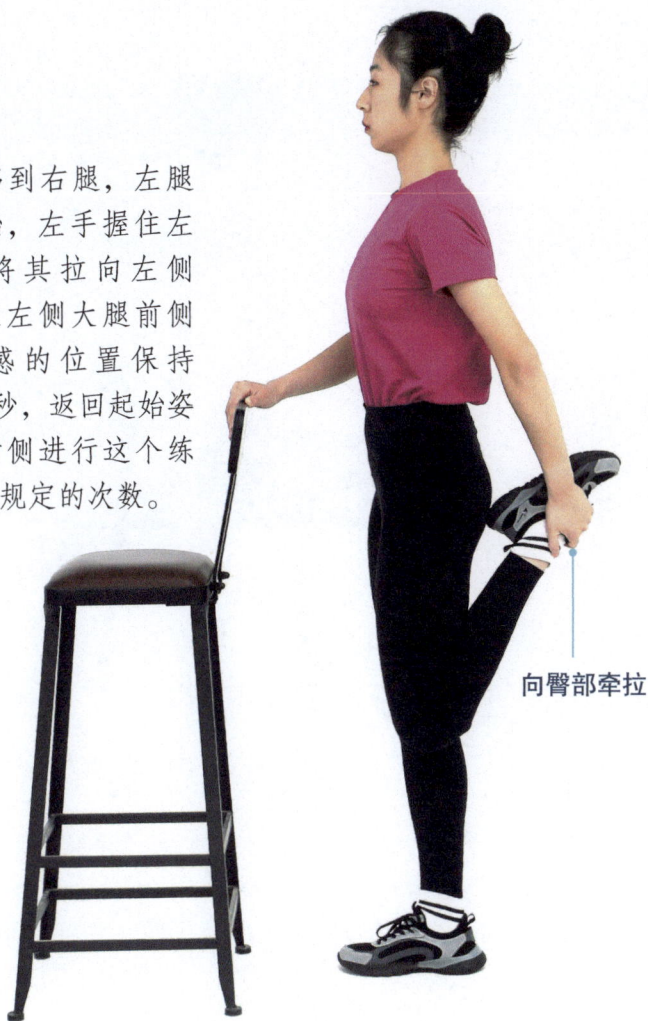

向臀部牵拉

第4周练习内容

练习二十八：髂腰肌强化练习

■ **重复次数** 左右两侧各重复10次为一组，每侧进行3～4组，组间可休息1分钟左右

起始姿势

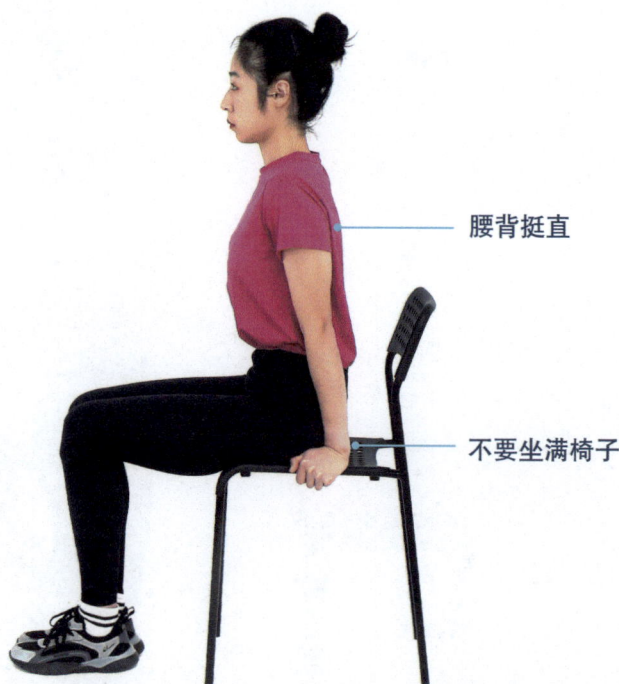

腰背挺直

不要坐满椅子

1 坐在椅子上，臀部靠近椅子边缘，背部不要靠椅背，双手抓住椅面帮助身体维持平衡，双膝屈曲约90度，双脚着地。

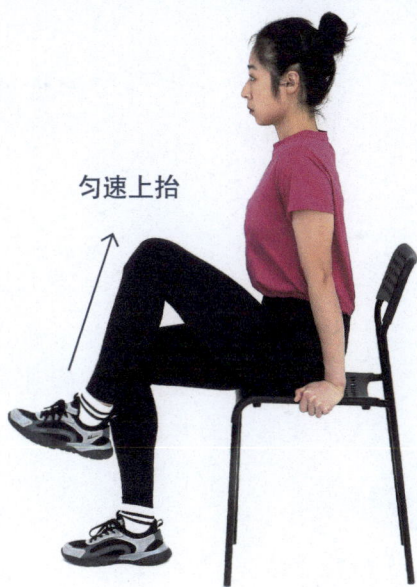

匀速上抬

注意

保持躯干及骨盆稳定，不要歪斜。

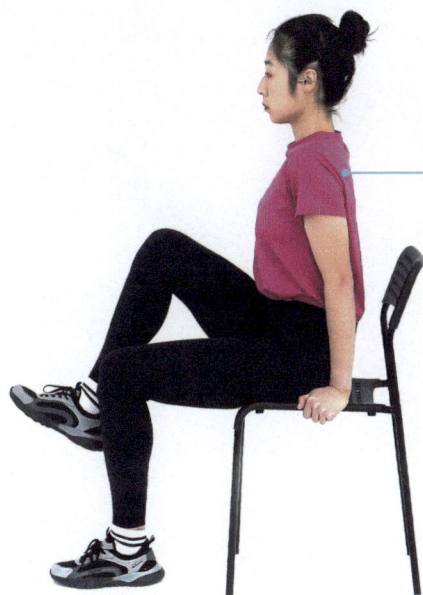

保持上半身稳定

2 左腿在保持屈曲约90度的同时，上抬20～30厘米，然后缓慢返回起始姿势，重复规定的次数。换对侧进行这个练习。

练习二十九：俯卧臀肌强化练习

■ **重复次数** 左右两侧各重复12～15次为一组，每侧进行3～4组，组间可休息1分钟左右

起始姿势

目视垫面

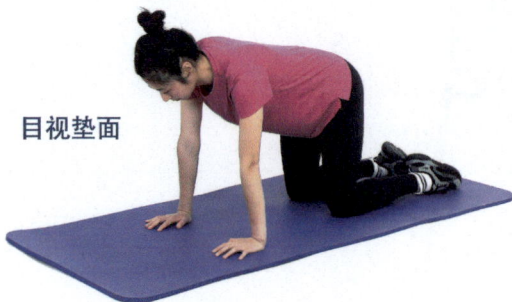

1 跪在垫子上，用双膝和双手支撑身体，双手位于肩关节下方，双膝位于髋关节下方。同时收缩腹肌与背肌，使背部保持伸直的状态，感觉肚脐向背部方向收拢。

腹肌保持收缩，避免塌腰

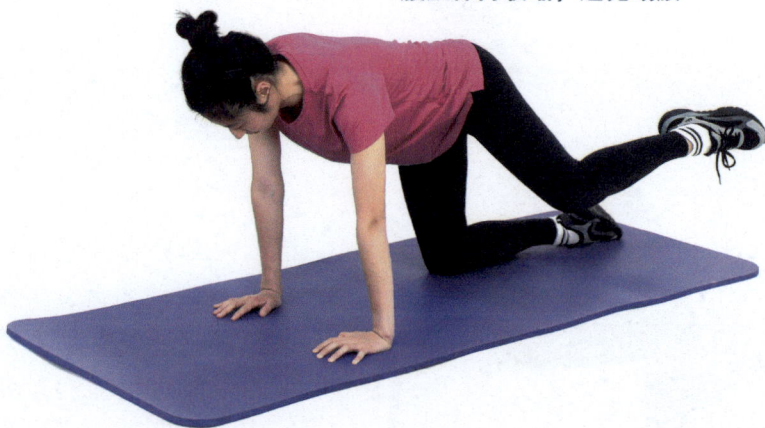

2 双臂、躯干与右腿不动，左腿向左侧打开约30°，保持2秒，然后缓慢返回起始姿势，重复规定的次数。换对侧进行这个练习。

第 **4** 章

日常骨盆保养练习

4.1

放松髋关节

保养骨盆为什么要放松髋关节呢？这是因为髋关节周围集中了许多大血管、淋巴结和淋巴管，放松髋关节可以促进通往骨盆的血液、淋巴液的流动，从而使骨盆周围的肌肉保持良好的功能状态，帮助骨盆保持良好的位置。

双脚相对摇摆练习

■ **重复次数** 重复15～20次为一组，进行3～4组，组间可休息1分钟

起始姿势

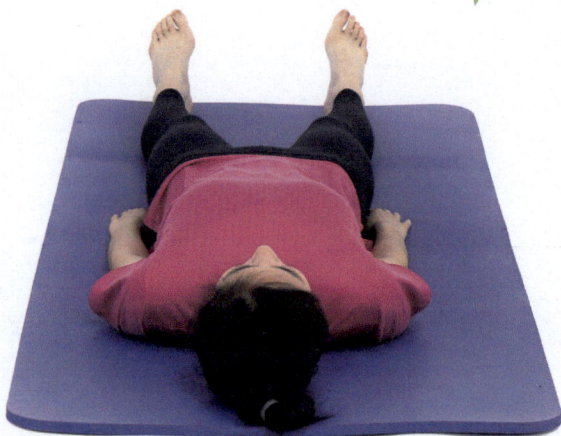

1 仰卧在垫子上，放松全身，然后双脚打开至与肩同宽。

向外打开

感受髋关节周围
肌肉发力

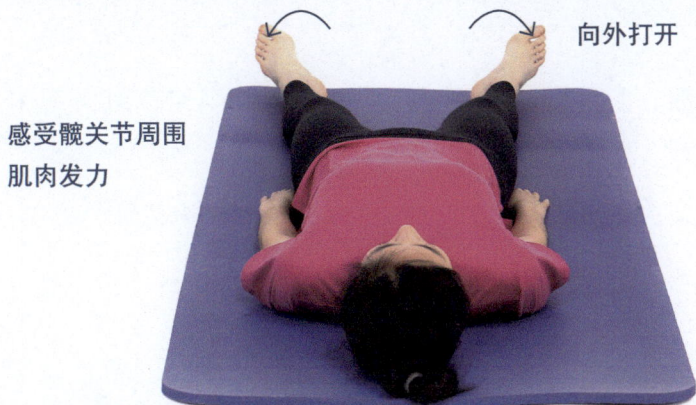

2 保持上半身、双腿及双脚脚跟紧贴垫面，通过髋关节周围
   肌肉发力，带动双脚向两侧打开至最大限度，保持 2 秒。

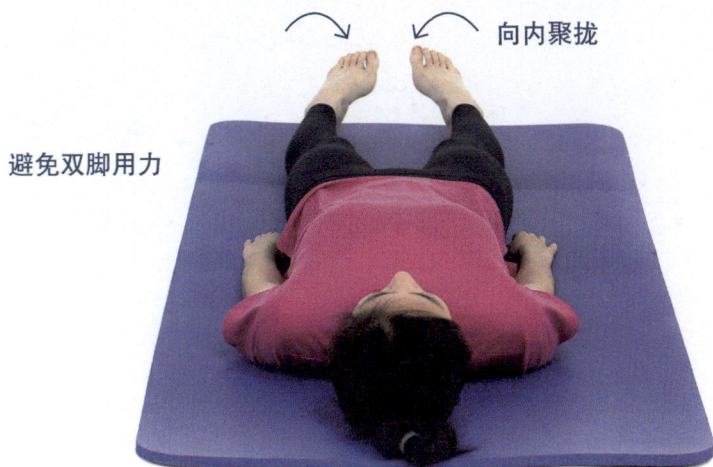

向内聚拢

避免双脚用力

3 双脚向内聚拢至最大限度，保持 2 秒，重复规定的次数。

双脚同向摇摆练习

■ **重复次数** 重复15～20次为一组，进行3～4组，组间可休息1分钟

脚跟贴垫面

起始姿势

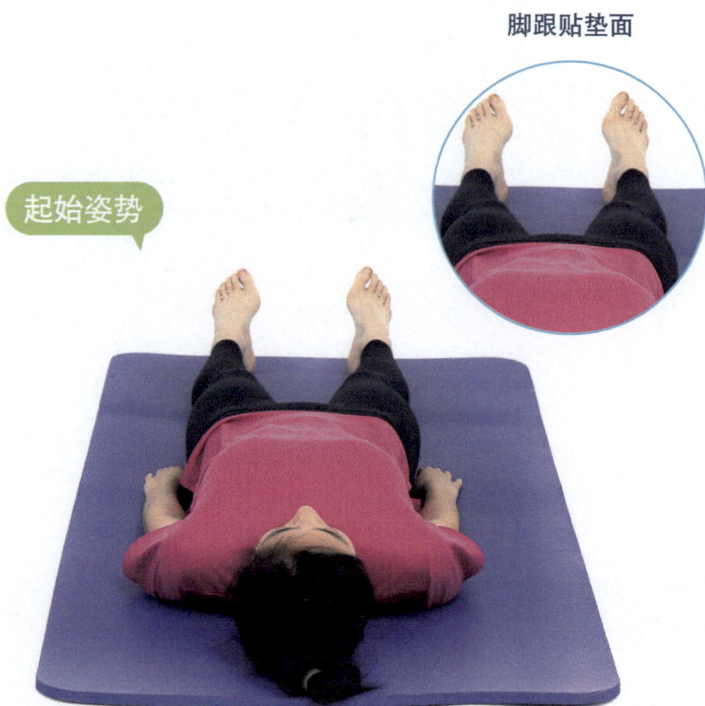

1 仰卧在垫子上，放松全身，然后双脚打开至与肩同宽。

注意

注意感受髋关节周围肌肉发力的感觉，避免双脚用力。

向左

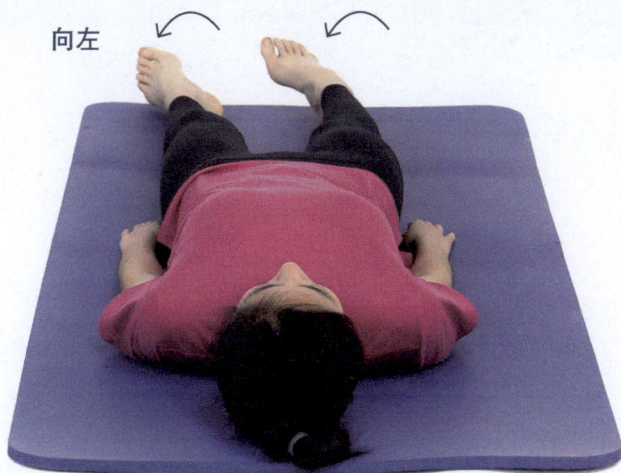

2 保持双腿及双脚脚跟紧贴垫面，通过髋关节周围肌肉发力，带动双脚同时向左运动至最大限度，保持2秒。

向右

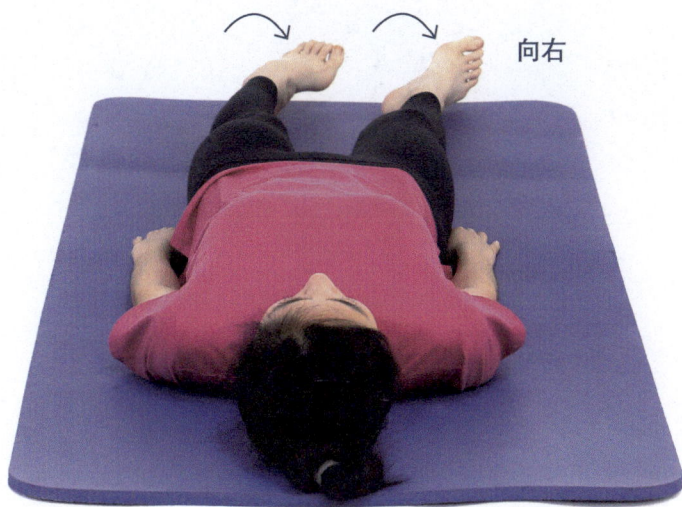

3 双脚向右运动至最大限度，保持2秒，重复规定的次数。

骨盆旋转运动

■ **重复次数** 顺时针、逆时针各旋转15~20次为一组，进行3~4组，组间可休息1分钟

起始姿势

! 如果有膝关节不适或疼痛问题，不要进行此项练习。

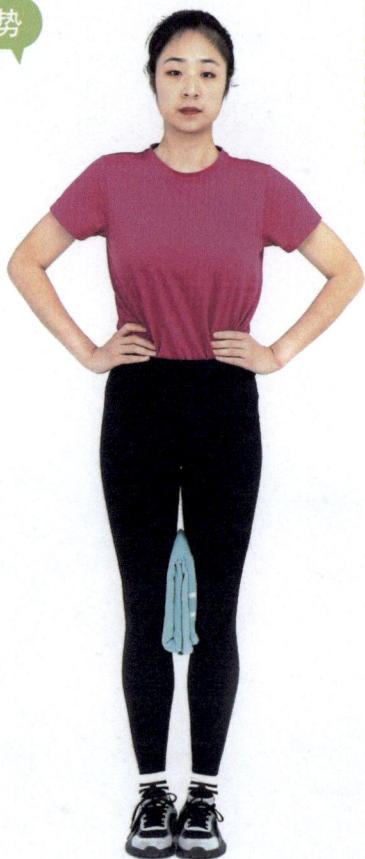

1 双脚并拢站立，双膝夹住一条毛巾，双手叉腰。

注意

膝关节保持伸直，不要屈曲。

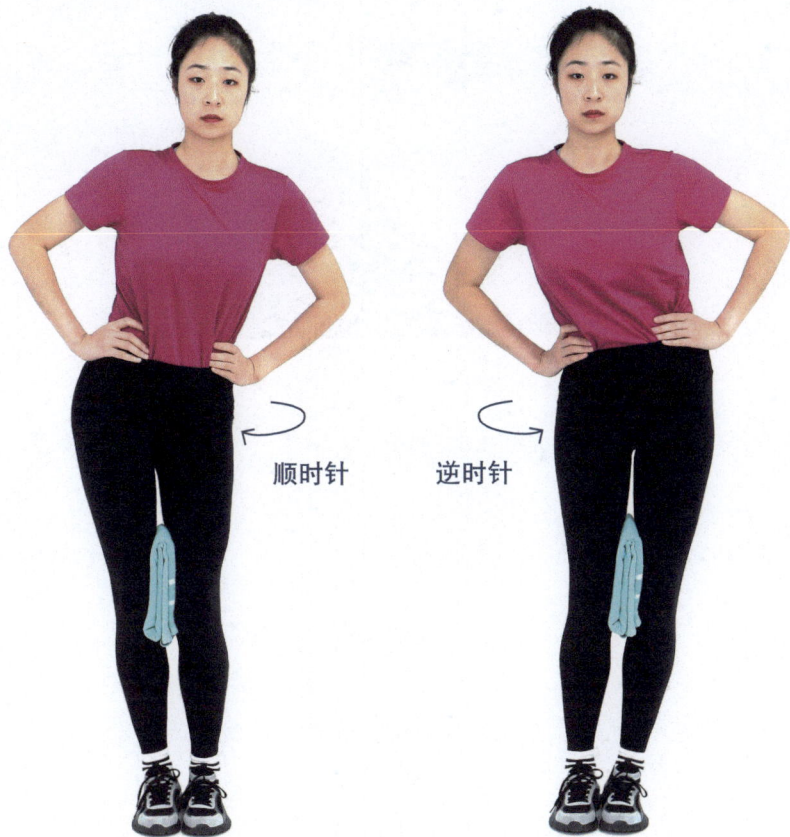

顺时针　　　逆时针

2 双脚牢牢固定，感觉像是用大腿根部画圆圈一样，缓慢地使骨盆顺时针旋转一圈，再逆时针旋转一圈，重复规定的次数。

呼吸训练

有关呼吸训练的具体练习，可直接参考本书第3章中第38页"练习八：呼吸训练（仰卧位）"和第68页"练习二十一：呼吸训练（站立位）"的内容。

练习八：呼吸训练（仰卧位） 第 38 页

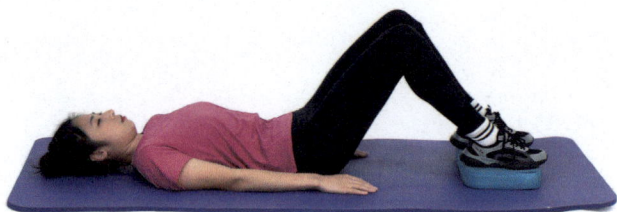

练习二十一：呼吸训练（站立位） 第 68 页

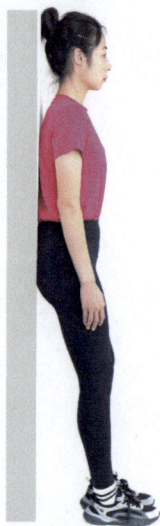

呼吸训练通过加强核心肌群和改善姿势习惯，提供更好的脊柱和骨盆支撑，从而有效减少骨盆前倾。同时，深呼吸有助于放松紧张的肌肉，提高身体姿势意识，进一步纠正骨盆前倾问题。

4.2

强化臀肌

　　由于现代人生活方式的改变，很多人的臀肌都处于"失忆"或"无力"状态，甚至有人形容很多人的臀部已经"死亡"。臀肌保持正常功能不仅可以有效避免骨盆前倾，还可以预防膝关节和踝关节的损伤。另外，臀肌属于大肌肉群，练习臀肌可增加肌肉含量，提高基础代谢，从而起到更好的燃脂作用。有关臀肌强化训练的具体练习，可参考本书第3章中的臀桥、侧桥练习等。

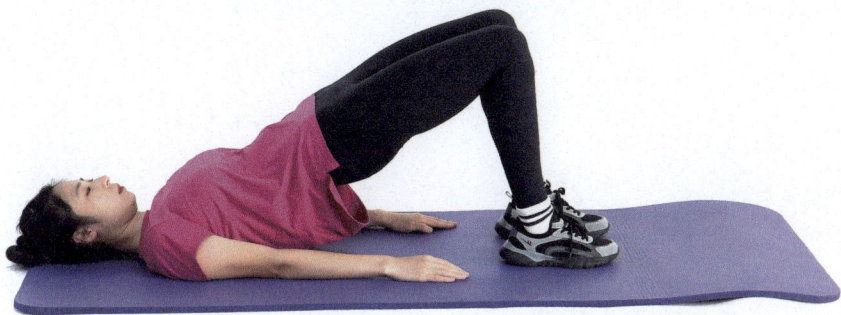

　　希望本书中介绍的锻炼方法能帮助大家用28天的时间有效纠正骨盆前倾。同时，本书鼓励大家积极参加各种形式的健身运动，如步行、骑自行车、跳舞、游泳等。此外，本书还推荐大家在运动时借助一些简单的辅助工具，如弹力带、网球，小哑铃等，以及公园里常见的一些健身器材。必要的情况下，接受专业的训练指导会让健身效果更好。祝大家都有一个强健的体魄！

作者简介

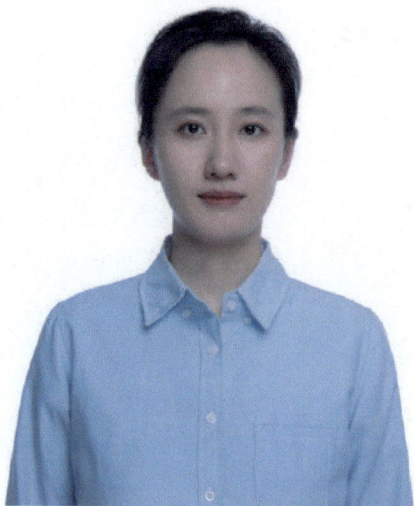

　　席蕊，国家体育总局体育科学研究所助理研究员，毕业于北京体育大学运动医学与康复学院，运动康复专业博士；国家卫健委认证康复治疗师；美国心脏协会心脏救护员培训导师；曾任国家水球队、国家田径队康复师；国家跳水队备战2024年巴黎奥运会机能监控服务项目负责人；国家赛艇队科研团队成员；中央电视台《生活圈》栏目运动专家团成员；主要研究领域为肌肉骨骼损伤的预防与康复；译著有《极限长跑：超级马拉松训练指南》《运动康复训练动作全书：全面提升关节活动度、柔韧性与力量》。